Il Lavaggio Epatico

Un Sorprendente Approccio per Migliorare Salute e Vitalità

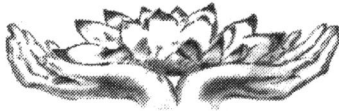

Andreas Moritz

For Reasons of Legality

The author of this book, Andreas Moritz, does not advocate the use of any particular form of health care but believes that the facts, figures, and knowledge presented herein should be available to every person concerned with improving his or her state of health. Although the author has attempted to give a profound understanding of the topics discussed and to ensure accuracy and completeness of any information that originates from any other source than his own, he and the publisher assume no responsibility for errors, inaccuracies, omissions, or any inconsistency herein. Any slights of people or organizations are unintentional. This book is not intended to replace the advice and treatment of a physician who specializes in the treatment of diseases. Any use of the information set forth herein is entirely at the reader's discretion. The author and publisher are not responsible for any adverse effects or consequences resulting from the use of any of the preparations or procedures described in this book. The statements made herein are for educational and theoretical purposes only and are mainly based upon Andreas Moritz's own opinion and theories. You should always consult with a health care practitioner before taking any dietary, nutritional, herbal or homeopathic supplement, or beginning or stopping any therapy. The author is not intending to provide any medical advice, or offer a substitute thereof, and make no warranty, expressed or implied, with respect to any product, device or therapy, whatsoever. Except as otherwise noted, no statement in this book has been reviewed or approved by the United States Food & Drug Administration or the Federal Trade Commission. Readers should use their own judgment or consult a holistic medical expert or their personal physicians for specific applications to their individual problems.

ISBN-13: 978-0-9792757-0-8
ISBN-10: 0-9792757-0-9

Published by Ener-Chi Wellness Press – Ener-chi.com, U.S.A.
First edition, *The Amazing Liver Cleanse,* 1998
Second edition, *The Amazing Liver Cleanse,* 1999
Third edition, *The Amazing Liver Cleanse,* U.S.A. 2002
Fourth Edition, *The Amazing Liver & Gallbladder Flush,* U.S.A. 2005, **Fifth Edition,** *The Liver & Gallbladder Miracle Cleanse,* U.S.A. April 2007,
Disegno e Grafica della Copertina a cura di Andreas Moritz [L'immagine in copertina è tratta dalla serie *Ener-Chi Art* (consultare il sito http://www.ener-chi.com) creata per ripristinare il flusso del Qi (energia) in tutti gli organi e i sistemi del corpo. Questa particolare immagine contribuisce a migliorare la funzionalità epatica.]

Altre pubblicazioni di Andreas Moritz
(in English only)

***

Segreti senza tempo di salute e ringiovanimento

Sollevare il velo della Dualita (or) del Dualismo

E' tempo di tornare a vivere

Il cancro non e' una malattia!
E' un meccanismo di sopravvivenza

Semplici passi alla salute totale

Niente piu' malattie cardiache

Niente piu' diabete

Sfatiamo il mito dell'AIDS

Ener-chi Arte

Cantico sacro

Ener-Chi Wellness Press

INDICE

A tutti coloro che desiderano assumersi la responsabilità del proprio stato di salute e a coloro che si prendono cura della salute e del benessere di altri essere umani

INTRODUZIONE

La maggior parte delle persone ritiene che i calcoli biliari si possano formare esclusivamente all'interno della colecisti: si tratta di un assunto tanto comune quanto sostanzialmente errato, dal momento che la maggior parte dei calcoli si forma, in realtà, all'interno del fegato, mentre sono relativamente pochi quelli insorgono nella colecisti. E' tuttavia alquanto semplice verificare tale valutazione: basta sottoporsi personalmente a un lavaggio epatico (depurazione). E poco importa se tra voi si annoverano profani, medici, scienziati o persone che, avendo subito la rimozione della colecisti, sono convinte che i problemi legati ai calcoli biliari non li interessino più: i risultati che si possono ottenere effettuando un lavaggio epatico parlano da soli e nessuna prova scientifica o spiegazione medica potrà rendere tali risultati più preziosi di quanto già non lo siano. Osservando l'acqua nel sifone del vostro water quando effettuerete il vostro primo lavaggio epatico, noterete subito un numero straordinario di sassolini verdi o beige, i calcoli biliari appunto, che galleggiano: allora capirete immediatamente di avere davanti qualcosa di molto importante che potrà cambiarvi la vita. Per soddisfare la vostra sete di curiosità, potreste quindi prelevare alcuni calcoli e portarli in un laboratorio specializzato per sottoporli a un'analisi chimica, oppure chiedere al vostro medico cosa ne pensa al proposito: tuttavia, qualunque azione decidiate di intraprendere, la cosa più importante in tutto ciò è che, probabilmente per la prima volta in tutta la vostra vita, vi siete assunti una responsabilità attiva nei confronti del vostro stato di salute.

Ma non tutti sono fortunati come lo siete ora voi. Si calcola, infatti, che il 20% della popolazione mondiale sviluppi un numero di calcoli biliari nella *colecisti* nell'arco della propria vita, ma, ovviamente, questo dato non prende in considerazione l'ancor più elevato numero di persone che svilupperanno calcoli al *fegato* o che già li hanno. In trent'anni di pratica nell'ambito della medicina naturale, ho avuto personalmente a che fare con migliaia di persone che soffrivano delle più svariate malattie e sono, attualmente, in grado di produrre una precisa documentazione a supporto della tesi secondo la quale ciascuno dei suddetti individui, senza eccezione alcuna, ha sviluppato considerevoli quantità di calcoli biliari all'interno del proprio fegato. Tuttavia potrebbe sorprendere la notizia che un numero relativamente limitato di essi ha riferito un'anamnesi di calcoli biliari alla colecisti. I calcoli che si formano all'interno del fegato costituiscono, come avremo occasione di presentare in questo libro, il maggiore impedimento all'acquisizione e al mantenimento di un buon stato di salute, della giovinezza e della vitalità: anzi, essi rappresentano una delle maggiori cause scatenanti di malattia nell'essere umano, nonché la fonte di tutte le difficoltà che il soggetto evidenzia nella fase di recupero dalla malattia stessa.

E' quindi lecito affermare che il mancato riconoscimento dell'incidenza della formazione dei calcoli nel fegato costituisce il più grande e sfortunato sbaglio che sia mai stato fatto nel campo della medicina, sia essa nella sua forma convenzionale o complementare: un tale sostanziale affidamento sulla diagnostica ematica eseguita tramite comunissimi esami del sangue, come nel caso della medicina convenzionale, può dare adito a un congruo margine di svantaggio nella fase di valutazione dello stato di salute del fegato. Ad esempio, la maggior parte delle persone che presenta un disturbo fisico di qualunque natura riporta livelli ematici di enzimi epatici pressoché normali nonostante soffrano di una congestione epatica: certo, la congestione e il blocco epatico costituiscono due tra i problemi di salute più comuni tra la popolazione, eppure la medicina convenzionale non ne fa alcun riferimento e non ha sviluppato alcuna metodologia efficace per la diagnosi di tali condizioni. I livelli ematici di enzimi epatici, infatti, risultano elevati solo a fronte di un avanzato stato di distruzione cellulare nel fegato, come nel caso, ad esempio, dell'epatite o dell'infiammazione epatica: le cellule del fegato, infatti, contengono una grande quantità di enzimi che, se danneggiati, entrano nel flusso ematico e segnalano l'esistenza di anomalie nel fegato. Il problema è che, in quel momento, il danno si è già verificato: possono addirittura essere necessari anni interi di congestione epatica prima che tale situazione si verifichi. Di conseguenza, possiamo affermare con sufficiente certezza che i normalissimi esami clinici del sangue non rappresentano una metodologia affidabile per rilevare la presenza di calcoli epatici.

E' dunque semplice dedurre come la comprensione del modo in cui i calcoli epatici contribuiscono all'insorgere di quasi ogni tipo di malattia o disturbo, unitamente al compimento di pochi semplici passi per rimuovere gli stessi, possa permettervi di farvi responsabilmente carico del ripristino del vostro stato di salute e del vostro livello di vitalità in modo continuativo: attuare la tecnica di lavaggio epatico (depurazione) su voi stessi o, se siete un medico, sui vostri pazienti, gioverà in maniera sostanziale allo stato di salute con risultati estremamente gratificanti, perché avere un fegato pulito significa spalancare nuove prospettive di vita.

Il fegato esercita il controllo diretto sulla crescita e il funzionamento di ogni cellula del nostro corpo: qualsiasi malfunzionamento, insufficienza o crescita anormale delle stesse cellule è sostanzialmente riconducibile a uno scarso livello di attività epatica, dal momento che, proprio per la sua straordinaria architettura, spesso il fegato "sembra" svolgere normalmente la propria attività (evidenziando valori ematici equilibrati), nonostante abbia già perso addirittura il 60% della sua funzionalità originale. Per quanto questo fatto possa risultare incredibile tanto per il paziente quanto per il suo medico, l'origine di moltissime malattie è facilmente riconducibile a problemi rilevati proprio nella funzionalità epatica.

Tutte le malattie o i sintomi che fanno presumere uno stato di salute cagionevole sono infatti il risultato di un qualche genere di ostruzione: ad esempio, se un vaso sanguigno è ostruito e, conseguentemente, non è più in grado di provvedere a un rapido approvvigionamento di ossigeno vitale o di sostanze nutrienti a un gruppo di cellule, queste dovranno mettere in atto una serie di "misure di emergenza" specifiche per garantirsi la sopravvivenza. Certo, molte delle cellule colpite da tale "carenza" di ossigeno non riusciranno a sopravvivere a tale evento e moriranno, tuttavia altre cellule, quelle dotate di un maggior livello di resilienza, impareranno ad adeguarsi alla situazione avversa (tramite un processo di mutazione cellulare) e a vivere di rimedi grazie a prodotti di scarto metabolico e tossici. Sebbene, in realtà, tale istinto di conservazione aiuti a evitare la morte immediata del corpo, che viene colpito da sepsi, noi tendiamo a etichettare questo fenomeno come "malattia". Nel caso specifico, l'etichetta che noi applichiamo è meglio nota come cancro.

Esistono tuttavia altre forme di ostruzione più apparenti che sono in grado di turbare il nostro benessere. Ad esempio, un colon continuativamente costipato impedisce al corpo di eliminare i prodotti di scarto contenuti nelle feci: ciò comporta il mantenimento degli scarti dell'attività corporea nelle parti più basse dell'intestino che, a sua volta, induce a una condizione di intossicazione del colon che, se non viene risolta, produce una situazione generale di intossicazione. D'altra parte, abbiamo una condizione di infezione e insufficienza renale quando un calcolo calcificato ostruisce il flusso dell'urina nei reni o nella colecisti: con la formazione di depositi minerali all'interno dell'apparato urinario si assiste a fenomeni di ritenzione idrica e di aumento del peso corporeo. Ancora, se una quantità di muco indurito blocca il passaggio dell'aria attraverso i polmoni, l'effetto è quello di rimanere letteralmente senza fiato; la capacità uditiva può essere compromessa dalla presenza di muco viscoso all'interno dei dotti che collegano la gola alle orecchie; e, allo stesso modo, un ispessimento del sangue causato dall'ingestione di cibi e bevande acidogene può contribuire a limitare il suo flusso all'interno dei capillari e delle arterie, causando numerosi problemi al corpo, che vanno da una semplice irritazione cutanea all'artrite, da un attacco cardiaco all'ictus.

Tutte le suddette ostruzioni o, comunque, eventi simili di blocco all'interno del corpo risultano direttamente e indirettamente correlate a una ridotta attività epatica, e, specificamente, a un impedimento di sorta prodotto dalla presenza di calcoli biliari nel fegato e nella colecisti: letteralmente pezzi di bile ispessita (calcoli biliari) che, in questi organi, interferiscono in maniera estremamente significativa con alcuni processi vitali come la digestione dei cibi, l'eliminazione dei prodotti corporei di scarto e la depurazione del sangue dalle sostanze nocive.

Decongestionando i dotti biliari nel fegato e nella colecisti, infatti, le cellule del corpo umano, in totale da 60 a 100 trilioni di unità, saranno in grado di "respirare" più ossigeno, assorbire sufficienti quantità di sostanze nutrienti, eliminare i propri prodotti di scarto metabolico, e mantenere in perfetta efficienza i propri legami di comunicazione con il sistema nervoso, il sistema endocrino e qualsiasi altra parte del corpo.

E' ormai assodato che quasi tutti i pazienti affetti da una malattia cronica presentano quantità eccessive di calcoli biliari nel fegato: il dato è facilmente verificabile sottoponendo il malato cronico a un lavaggio epatico (depurazione), anche se, purtroppo, questo organo vitale viene raramente considerato la causa di altre malattie, a meno che non sussista una specifica patologia epatica. La maggior parte dei calcoli biliari nel fegato e nella colecisti, infatti, sono costituiti dagli stessi "innocui" costruenti contenuti nella bile liquida, che si compongono principalmente di colesterolo, e ciò li rende per la maggior parte "invisibili" al monitoraggio effettuato dalle tecnologie a raggi X e ultra-suoni.

La situazione invece è diversa per quanto riguarda la colecisti nella quale una parte dei relativi calcoli, solitamente circa il 20% del totale, sono costituiti interamente da sostanze minerali, prevalentemente da sali di calcio e pigmenti biliari: i moderni strumenti di diagnosi possono facilmente rilevare la presenza di tali calcoli induriti e di dimensioni relativamente ragguardevoli, mentre tendono a non identificare quelli più morbidi e meno calcificati che si raccolgono nel fegato. Solo quando i calcoli sono presenti in quantità eccessive, sono prevalentemente composti da colesterolo (95% colesterolo) e bloccano i dotti biliari epatici, gli ultrasuoni sono in grado di identificare quello che viene comunemente chiamato un "fegato grasso": in questi casi, le immagini degli ultrasuoni evidenziano un fegato apparentemente quasi completamente bianco (e non di colore scuro). Un fegato grasso può arrivare ad accumulare fino a 20.000 calcoli prima di cedere al soffocamento e smettere di funzionare.

Nell'ipotesi in cui aveste un fegato grasso e vi recaste dal medico, questi vi direbbe che sono presenti delle "strutture grasse" nel vostro fegato, ma è altamente improbabile che vi informi anche dell'esistenza di *calcoli intraepatici* (i calcoli che ostruiscono i dotti biliari nel fegato). Come affermato precedentemente, la maggior parte dei calcoli intraepatici di dimensioni più modeste non sono localizzabili attraverso una scansione a ultrasuoni. Malgrado ciò, tuttavia, un'analisi attenta dell'immagine a ultrasuoni da parte di specialisti sarebbe in grado di evidenziare una condizione di dilatazione dei dotti biliari più piccoli nel fegato a causa dell'ostruzione. Alcuni dei calcoli di dimensioni maggiori, comunque, sono visibili, ma, a meno che non esista indicazione di un più grave problema al fegato, i medici raramente verificano anche la presenza di calcoli intraepatici.

Anche se i primi stadi della patologia del *fegato grasso* o dei calcoli nei dotti biliari fossero facilmente riconoscibili e diagnosticabili, nessun metodo offerto dalle moderne strutture sanitarie riesce ancora ad alleggerire quest'organo vitale del fardello che è costretto a "portare". Rimane tuttavia il fatto che la maggior parte delle persone ha accumulato centinaia, in molti casi addirittura migliaia, di depositi biliari induriti nel fegato: e questi calcoli ostruiscono costantemente i dotti biliari. Alla luce dell'effetto nocivo che i calcoli esercitano sull'attività del fegato nel suo complesso, non è rilevante se gli stessi sono costituiti da morbidi agglomerati di colesterolo o da sali minerali duri e cristallizzati, come poco importa che noi stessi o i medici presso cui siamo in cura li considerino alla stregua di calcoli biliari convenzionali, depositi di grasso o grumi di bile indurita: l'effetto di impedimento del flusso di bile attraverso i dotti biliari è comune a tutte e tre le ipotesi. A questo punto la domanda principale è: come è possibile che tali inezie, come l'ostruzione del flusso di bile, possano causare patologie tanto complesse come l'insufficienza cardiaca congestizia, il diabete o il cancro?

La bile è un liquido alcalino di color verde che supporta diverse funzioni, ognuna delle quali si riflette sullo stato di salute degli organi e degli apparati del corpo umano. Oltre a contribuire alla digestione dei cibi ricchi di grassi, calcio e proteine, la bile serve a mantenere i normali livelli di grasso nel sangue, a eliminare le tossine dal fegato, a conservare un adeguato equilibrio acido/alcalino nel tratto intestinale, e a evitare lo sviluppo di microbi dannosi nel colon. Per poter assolvere alla sua funzione che prevede il mantenimento di un apparato digestivo sano e forte, e l'alimentazione delle cellule del corpo tramite la corretta quantità di nutrienti, il fegato deve produrre 1,1/1,6 litri di bile al giorno: una produzione anche di poco inferiore a tale indicazione causa problemi legati alla digestione del cibo, all'eliminazione dei prodotti di scarto e allo sforzo costante da parte del corpo di depurare il sangue. Purtroppo molti individui ne producono solo una quantità pari a una tazza piena o poco meno. Come provvederemo a evidenziare più avanti in questo libro, quasi tutti i problemi di salute rappresentano la conseguenza diretta o indiretta di una ridotta produzione e di un insufficiente trasporto di bile.

I soggetti affetti da patologie croniche presentano spesso diverse migliaia di calcoli biliari che congestionano i dotti biliari del fegato: alcuni di questi possono produrre un impatto anche sulla colecisti, ma rimovendoli attraverso una serie di lavaggi epatici, sottoponendosi a una dieta bilanciata, e mantenendo uno stile di vita regolare, il fegato e la colecisti saranno in grado di ripristinare la loro naturale efficienza facendo sì che la maggior parte dei sintomi di malessere e disturbo del corpo inizino ad attenuarsi: le allergie risulteranno ridotte o addirittura scomparse, il mal di schiena diminuirà in termini di intensità e il livello di benessere migliorerà in modo significativo. Ripulire i dotti biliari del fegato dai calcoli biliari è una delle procedure più importanti ed efficaci che permettono di recuperare e migliorare lo stato di salute.

Questo libro vi insegnerà a rimuovere diverse centinaia di calcoli biliari in modo indolore e in una sola volta, tramite l'espulsione di calcoli le cui dimensioni varieranno dal diametro di una capocchia di spillo a una piccola noce; il lavaggio epatico avviene in pratica entro un intervallo temporale inferiore a 14 ore, di conseguenza è possibile praticare la depurazione epatica durante un fine settimana trascorso a casa. Il Capitolo 1 spiegherà nel dettaglio quali sono i motivi per cui la presenza di calcoli all'interno dei dotti biliari, interni ed esterni al fegato, può essere considerata il maggior rischio per la nostra salute, nonché la causa di quasi tutte le malattie, siano esse più o meno gravi; il Capitolo 2 vi insegnerà a identificare i segni, gli indizi e i sintomi che indicano la presenza di calcoli nel fegato o nella colecisti, mentre altre sezioni del libro tratteranno le possibili cause di formazione dei calcoli biliari e come procedere per prevenirne lo sviluppo di nuovi. La sezione intitolata "Cosa Ci Possiamo Aspettare dal Lavaggio Epatico?" delucida alcuni dei possibili benefici che questa profonda procedura di auto-diagnostica può avere sullo stato generale di salute, permettendovi al contempo di scoprire quali sono le opinioni che altri nutrono dopo aver provato l'esperienza di un lavaggio epatico. La sezione dedicata alle domande risponde a diversi interrogativi che potreste porvi venendo a conoscenza della procedura di lavaggio epatico. Tuttavia, se davvero desiderate cogliere il massimo beneficio da questa tecnica, suggerisco caldamente di leggere l'intero libro prima di praticare il lavaggio epatico.

L'immagine in copertina fa parte di una serie di dipinti noti come Ener-Chi Art, che sono stati creati allo scopo di ripristinare l'energia vitale (il Qi) in tutti gli organi e gli apparati del corpo. Questa particolare immagine contribuisce a ripristinare il flusso del Qi nel fegato e nella colecisti: osservatela per almeno trenta secondi prima, durante e dopo il lavaggio epatico, e questa contribuirà in maniera sostanziale alla riuscita del processo di lavaggio e ringiovanimento dei vostri organi.

Vi auguro ogni felicità e uno strepitoso successo durante il viaggio che vi porterà verso un nuovo stato di salute e vitalità che voi stessi avrete creato.

CAPITOLO 1

I Calcoli Epatici:
Uno dei Principali Rischi per la Salute

Pensate al fegato come a una grande città: qui ci sono migliaia di case e strade, condotti sotterranei per la fornitura di acqua, petrolio e gas, sistemi fognari e camion dell'immondizia che si occupano dello smaltimento dei prodotti di scarto, e cavi elettrici che forniscono energia a case e aziende; qui le fabbriche, i sistemi di trasporto e i negozi soddisfano, ogni giorno, le esigenze dei cittadini, grazie anche a un'organizzazione tale da fornire tutto quanto sia necessario al continuo sostentamento dell'intera popolazione. D'altra parte, se la città si paralizza a seguito di grandi scioperi, di un black out, di un imponente atto di terrorismo o di un terremoto devastante, la sua popolazione inizierà a soffrire a causa di consistenti privazioni in ognuno di questi settori.

Il fegato è collegato a ogni parte del corpo e assolve pertanto a centinaia di funzioni diverse: in ogni momento della giornata, il nostro fegato è coinvolto nella produzione, nella trasformazione e nell'approvvigionamento di considerevoli quantità di sostanze nutrienti necessarie ad alimentare i 60-100 trilioni di abitanti del corpo (le cellule). Ogni cellula è, in sé, una microscopica città dotata di un'organizzazione estremamente complessa nella quale hanno luogo miliardi di reazioni chimiche al secondo: allo scopo di sostenere in maniera continuativa le attività incredibilmente diverse che svolgono tutte le cellule del nostro corpo, il fegato deve conseguentemente essere in grado di fornire loro un flusso costante di sostanze nutrienti e di ormoni. Grazie al suo intricato labirinto fatto di vene, dotti e cellule specializzate, il fegato deve essere libero da qualsiasi forma di ostruzione allo scopo di

1

mantenere una linea di produzione che non si inceppi e un sistema di distribuzione di sostanze nutrienti e di ormoni che sia in grado di raggiungere ogni parte del corpo senza problemi.

Il fegato è l'organo principale responsabile dell'elaborazione, della trasformazione, della distribuzione e del mantenimento costante dell'approvvigionamento di "carburante" in tutto il corpo. Alcune delle sue attività implicano la decomposizione di prodotti chimici complessi; altre, altrettanto importanti, riguardano la sintesi e, in particolare, la produzione di molecole proteiche. Il fegato agisce, quindi, alla stregua di una stazione di depurazione inattivando gli effetti di ormoni, bevande alcoliche e farmaci e, in ogni caso, modificando queste sostanze biologicamente attive in modo tale che perdano le proprie potenzialità nocive attraverso un processo noto, appunto, con il nome di detossicazione: nell'arco del suo decorso, le cellule specializzate presenti nei vasi sanguigni epatici (le cellule di Kupffer) assalgono gli elementi nocivi e gli organismi infetti che raggiungono il fegato tramite la via dell'intestino; il fegato, quindi, espelle i prodotti di scarto risultanti da queste attività attraverso i dotti biliari e, per garantire che tutto ciò avvenga in modo efficiente, riceve e filtra circa un litro e mezzo di sangue al minuto e produce poco più di un litro di bile al giorno. I calcoli biliari che formano delle ostruzioni al suo interno possono indebolire in maniera considerevole la capacità del fegato di depurare tutte le sostanze presenti nel sangue, siano esse state approvvigionate dall'esterno oppure generate internamente; inoltre, impediscono al fegato di fornire la quantità necessaria di sostanze nutritive e di energia nel luogo giusto e al momento giusto, e ciò può alterare il delicato equilibrio del corpo, noto come "omeostasi", causando conseguentemente un malfunzionamento dei propri apparati e organi.

Un ottimo esempio di tale alterazione dello stato di equilibrio è rappresentato dall'incremento che si registra nei livelli di concentrazione di due ormoni endocrini nel sangue, l'estrogeno e l'aldosterone, entrambi prodotti sia negli uomini sia nelle donne, che sono incaricati di mantenere il corretto livello di sali minerali e di ritenzione idrica all'interno del corpo umano: se non vengono depurati, come avviene in caso di congestione dei dotti biliari e della colecisti, la loro concentrazione in misura eccessiva nel sangue causa in primo luogo ritenzione idrica e rigonfiamento dei tessuti, ma elevati livelli di estrogeni rappresentano anche una delle principali cause di formazione del cancro alla mammella nelle donne, mentre negli uomini possono contribuire a uno sviluppo eccessivo dei tessuti pettorali. Circa il 60% della popolazione americana è in soprappeso oppure addirittura obesa, e ciò implica che gli americani soffrono in maniera piuttosto incisiva di ritenzione idrica, ma relativamente poco di accumulo di tessuto adiposo: l'accumulazione di fluidi all'interno dei tessuti costringe il corpo umano a depositare gli altri prodotti tossici di scarto in diverse parti del corpo, portando conseguentemente, ogni volta che si esaurisce la capacità di accumulazione delle tossine, al manifestarsi dei primi sintomi di malattia.

Il processo di depurazione del fegato e della colecisti da tutti i calcoli accumulati consente di ripristinare l'omeostasi, di mantenere un peso corporeo equilibrato e di definire i presupposti perché il corpo possa davvero guarire; inoltre, rappresenta una delle migliori forme di prevenzione che un individuo può mettere in atto allo scopo di proteggersi, in futuro, contro l'insorgere di svariate patologie (vedere **Figura 1a e 1b:** calcoli biliari espulsi dal fegato e dalla colecisti).

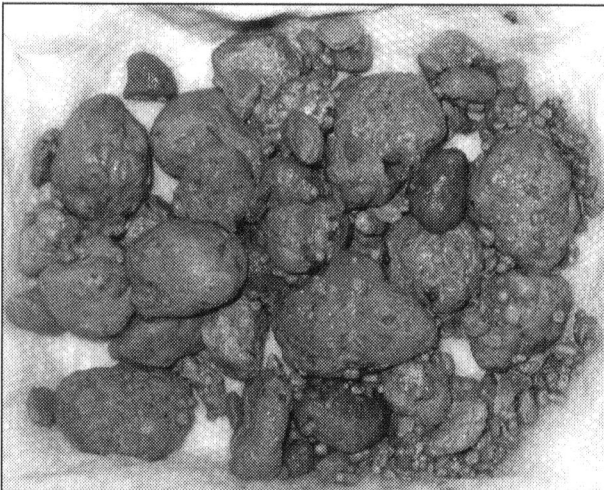

Figura 1a: Calcoli biliari espulsi

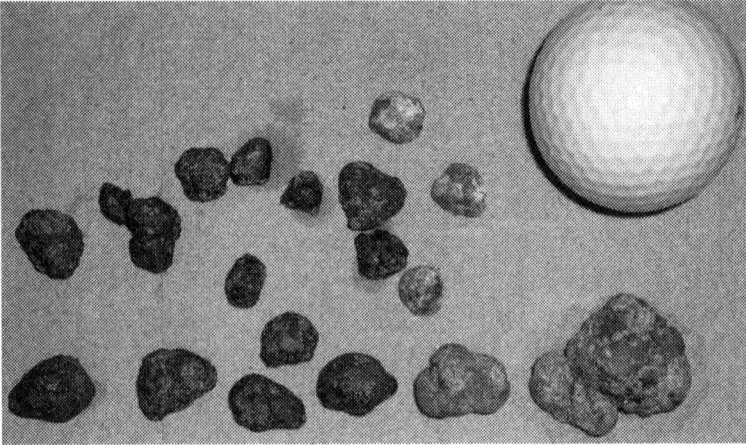

Figura 1b: Calcoli biliari espulsi

Se ritenete di soffrire di uno dei seguenti sintomi, o di condizioni assimilabili a quelle elencate a seguire, probabilmente il vostro fegato e la vostra colecisti contengono un elevato numero di calcoli biliari:

- Scarso appetito
- Diarrea
- Ernia
- Dolore persistente alla parte destra del corpo
- Epatite
- Pancreatite
- Ulcere duodenali
- Depressione
- Patologie della prostata
- Disturbi mestruali e della menopausa
- Problemi cutanei
- Perdita di tono muscolare
- Dolore all'estremità superiore delle scapole e/o tra le due scapole
- Lingua patinata o saburrale di colore bianco o giallo
- Tenosinovite scapolo-omerale cronica
- Mal di testa ed emicranie
- Sciatica
- Problemi alle ginocchia
- Affaticamento cronico

- Sclerosi multipla e stenosi mitrale
- Calore e sudorazione eccessivi nella parte superiore del corpo
- Disturbi del sonno, insonnia
- Vampate di calore e attacchi di freddo
- Voglie improvvise di cibo
- Costipazione
- Flatulenza
- Difficoltà respiratorie
- Molte infezioni
- Patologie cardiache
- Nausea e vomito
- Impotenza
- Problemi urinari
- Problemi di vista
- Macchie epatiche, particolarmente sul dorso delle mani e nell'area del viso
- Peso eccessivo o deperimento
- Forte pigmentazione dell'area perioculare
- Scogliosi
- Torcicollo
- Disturbi dentali e gengivali
- Intorpidimento o paralisi delle gambe
- Osteoporosi
- Patologie renali
- Morbo di Alzheimer
- Capelli molto grassi e perdita di capelli
- Incubi
- Disturbi digestivi
- Feci color argilla
- Emorroidi
- Cirrosi epatica
- Colesterolo alto
- Disturbi cerebrali
- Personalità collerica o irosa
- Altri problemi sessuali
- Squilibrio ormonale
- Occhi gonfi
- Vertigini e svenimenti
- Dolore acuto alle spalle e alla schiena
- Gotta
- Asma
- Giallore di occhi e pelle
- Disturbi alle articolazioni
- Obesità
- Cancro
- Estremità fredde
- Tagli o ferite che continuano a sanguinare e non guariscono
- Rigidità articolare e muscolare

L'Importanza della Bile

Una delle funzioni più importanti che il fegato svolge quotidianamente è la produzione di bile (circa un litro, un litro e mezzo al giorno), un liquido viscoso di colore giallastro, alcalino (vs. acido) e dal sapore piuttosto aspro che serve per la corretta digestione della maggior parte dei cibi: ad esempio, l'intestino tenue è in grado di assorbire i grassi e il calcio contenuti nei cibi che ingeriamo solo se tali sostanze si sono precedentemente mescolate con la bile e, di conseguenza, un mancato o scorretto assorbimento dei grassi è indice di una insufficiente secrezione di bile. E' quindi evidente che la mancata digestione dei grassi blocca tali sostanze nel tratto intestinale e quando i grassi raggiungono il colon insieme agli altri prodotti di scarto, i batteri ne decompongono alcune parti in composti di acido grasso oppure vengono espulsi tramite le feci: tuttavia, dal momento che il loro peso specifico è inferiore a quello dell'acqua, le feci potrebbero galleggiare. D'altra parte, se non si completa l'assorbimento dei grassi, non si completerà nemmeno l'assorbimento del calcio e ciò creerà una condizione di carenza nel sangue, il quale, di conseguenza, andrà ad attingere dalle ossa per sopperire alle quantità mancanti: la maggior parte dei problemi legati alla densità ossea deriva, infatti, da una insufficiente secrezione di bile e da una scarsa digestione dei grassi, piuttosto che dalla mancata ingestione di sufficienti quantità di calcio.

Ma oltre a scomporre i grassi contenuti nel cibo che ingeriamo, la bile svolge anche le funzioni di rimozione delle tossine presenti nel fegato e di deacidificazione e depurazione dell'intestino, sebbene questa seconda attività risulti decisamente meno nota, ma è tuttavia estremamente importante. Nel caso in cui la presenza di calcoli biliari nel fegato o nella colecisti abbia ostacolato in maniera sostanziale il flusso della bile, il colore delle feci potrebbe tendere verso il beige, l'arancio-giallognolo o il chiaro, come l'argilla, invece del normale colore marrone-verdastro. I calcoli biliari, quindi, sono il risultato di una dieta e di uno stile di vita non salutari e se la loro presenza persiste anche successivamente all'eliminazione di ogni altro fattore scatenante che si ponga alla base dell'insorgere di una malattia, i calcoli continuano a rappresentare un fattore di rischio rilevante per la nostra salute, diventando essi stessi la causa di diversi tipi di patologie e di un precoce invecchiamento: ecco spiegato il motivo per cui ho deciso di affrontare il tema dei calcoli biliari in questo mio libro considerandoli uno dei principali fattori di rischio, o addirittura la causa, di diverse malattie. Le sezioni che seguiranno descrivono alcune delle conseguenze principali che i calcoli epatici esercitano sui diversi organi e apparati del corpo, e come, grazie alla loro semplice rimozione, il corpo, nel suo complesso, è nuovamente in grado di riprendere le proprie normali e sane attività.

Patologie dell'Apparato Digestivo

Le principali attività che il tubo digerente svolge all'interno del nostro apparato digestivo sono quattro: *Ingestione, Digestione, Assorbimento ed Eliminazione*. Il tubo digerente ha inizio all'altezza della bocca, passa attraverso il torace, l'addome e la regione pelvica per terminare con l'ano (vedere **Figura 2**). Quando *ingeriamo* del cibo diamo inizio a una serie di processi digestivi che possono essere suddivisi in: *decomposizione meccanica* del cibo attraverso la masticazione, e *decomposizione chimica* del cibo attraverso gli enzimi presenti nelle secrezioni prodotte dalle ghiandole dell'apparato digestivo.

Gli enzimi sono sostanze chimiche di piccolissime dimensioni che inducono o accelerano le trasformazioni chimiche all'interno di altre sostanze senza però modificare la propria struttura: gli enzimi digestivi sono contenuti nella saliva prodotta dalle ghiandole salivari posizionate nella bocca, nel succo gastrico prodotto nello stomaco, nel succo intestinale all'interno dell'intestino tenue, nel succo pancreatico nel pancreas e nella bile nel fegato.

L'*assorbimento* è il processo tramite il quale le piccolissime particelle che compongono le sostanze nutrienti contenute nel cibo digerito passano attraverso le pareti intestinali per raggiungere i vasi sanguigni e linfatici e distribuirsi poi alle cellule di tutto il corpo. L'intestino, quindi, *elimina* sottoforma di feci qualsiasi sostanza alimentare che non sia stata digerita o assorbita: anche la sostanza fecale contiene della bile la quale trasporta i prodotti di scarto risultanti dalla scissione (catabolismo) dei globuli rossi. Inoltre, un terzo di questi prodotti di scarto che vengono espulsi è costituito da batteri intestinali: di conseguenza, il corpo può funzionare in modo regolare ed efficiente solo se l'apparato intestinale rimuove ogni giorno i prodotti di scarto accumulati.

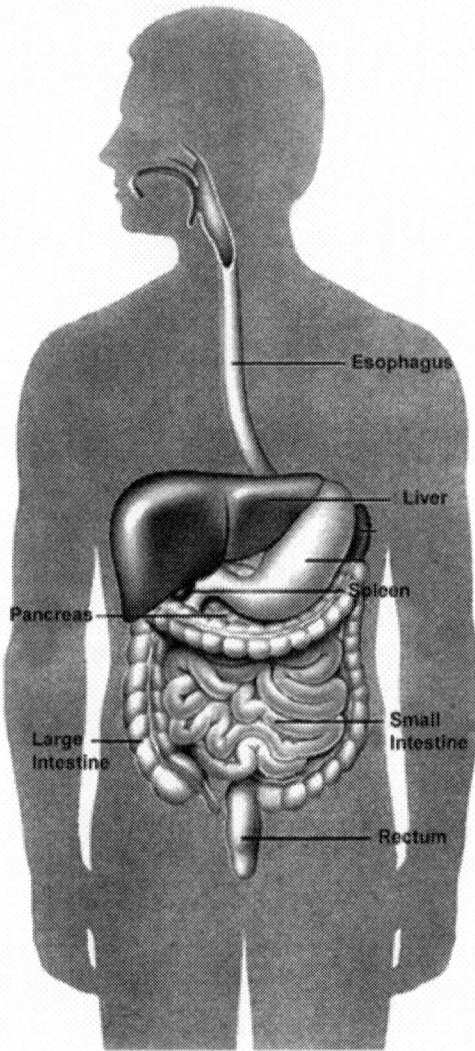

Figura 2: L'apparato digestivo

8

Un buon stato di salute è, quindi, il normale risultato del funzionamento equilibrato di tutte queste importantissime attività che hanno luogo all'interno dell'apparato digerente, mentre è evidente che una malattia si manifesta quando una o più funzioni risultano indebolite: la presenza di calcoli biliari nel fegato e nella colecisti ha un effetto dirompente sulla digestione e sull'assorbimento del cibo, così come sull'eliminazione dei prodotti di scarto.

Patologie Orali

I calcoli biliari presenti nel fegato e nella colecisti possono essere, a ragione, ritenuti le cause scatenanti della maggior parte delle patologie che insorgono all'interno della bocca: i calcoli, infatti, interferiscono con i processi di digestione e assorbimento del cibo e questo fatto, a sua volta, impedisce che vengano eliminati i prodotti di scarto che stazionano nel tratto intestinale. Tuttavia i casi di infezione batterica (**mughetto**) e virale (**herpes**) all'interno del cavo orale si manifestano solo nel momento in cui i prodotti di scarto sono in fase di decomposizione e diventano conseguentemente fonte di tossicità nel corpo umano: a questo punto le tossine rimaste intrappolate irritano costantemente alcune aree della parete interna del tratto gastro-intestinale (che inizia all'altezza della bocca e termina con l'ano) fino a quando insorge lo stato di infiammazione o di ulcera. Successivamente, il tessuto cellulare già danneggiato "invita" un numero ancora maggiore di microbi ad accorrere nel punto dove si è formata la lesione affinché contribuiscano allo smaltimento dei tessuti cellulari devitalizzati: questo fenomeno è particolarmente comune in natura e vi assistiamo ogni qualvolta ci troviamo in presenza di materia che deve essere decomposta. I batteri, infatti, non attaccano, o meglio, non infettano mai tessuti puliti, vitali e sani come quelli che caratterizzano un frutto appeso al ramo di un albero, piuttosto entrano in gioco solo nel momento in cui il frutto matura in maniera eccessiva oppure cade dall'albero stesso, iniziando così la loro attività di smaltimento. Le tossine si generano durante la fase in cui i batteri iniziano il processo di decomposizione del cibo o della carne, e sono facilmente riconoscibili per il loro odore sgradevole e la natura acida: quando le tossine si generano all'interno del corpo umano, iniziano spontaneamente a manifestarsi i sintomi della malattia.

Il mughetto indica la presenza di ingenti quantità di batteri che si sono diffusi lungo tutto il tratto gastro-intestinale, compresa l'area del cavo orale, e si manifesta specificamente nella bocca perché la mucosa di rivestimento interno, in quel punto, non è più sufficientemente resistente da riuscire a mantenere le sue cellule in ottima forma fisica. Considerando il fatto che la mucosa di rivestimento interno del tratto gastro-intestinale ospita i principali centri d'azione del sistema immunitario, l'insorgere del mughetto indica un grave stato di debolezza del sistema immunitario umano in generale che già manifesta i primi segni della degenerazione in patologia.

L'herpes viene considerato una malattia virale ed è del tutto simile al mughetto a eccezione del fatto che il suo insorgere non è causato da batteri che attaccano la parete esterna della cellula, bensì da particelle virali che aggrediscono la sua parte interna o il suo nucleo. In entrambi i casi, tuttavia gli agenti aggressori mirano esclusivamente a colpire le cellule più deboli e poco sane, ovvero quelle già danneggiate o male funzionanti. A tale problematica si aggiunge il fatto che i calcoli biliari danno asilo a un elevato numero di batteri e virus che sfuggono l'azione depurativa svolta dal fegato attraverso la bile che viene secreta e vanno a infettare quelle parti del corpo che presentano i livelli più bassi di resistenza a tali agenti.

I calcoli biliari possono inoltre costituire la causa di diversi altri problemi all'interno della bocca: essi, infatti, inibiscono la corretta secrezione della bile e questo, a sua volta, riduce l'appetito e la secrezione di saliva prodotta dalle ghiandole salivari presenti nella cavità orale, tanto necessaria per mantenere la bocca pulita e per preservare la morbidezza e la flessibilità dei suoi tessuti; da ciò ne consegue che se la saliva non viene prodotta in quantità sufficienti, i batteri più nocivi iniziano a invadere la cavità orale e questo può portare all'insorgere di **carie dentaria** e di svariati altri problemi dentali. Ciononostante, lo ripetiamo nuovamente, i batteri non rappresentano la causa diretta della carie dentaria, perché i germi vengono attirati solo in quelle aree nella bocca che già presentano fenomeni di malnutrizione cellulare e tossicità.

Il **sapore amaro** che talvolta si avverte in bocca è causato invece dalla bile che è stata rigurgitata nello stomaco e che, da lì, è passata alla bocca: tale condizione è dovuta principalmente a una significativa congestione intestinale in seguito alla quale, invece di spostarsi correttamente verso il basso, una parte delle sostanze contenute nel tratto intestinale ritornano indietro portando con sé gas e altre sostanze irritanti verso le regioni superiori del tratto gastro-intestinale. La presenza della bile all'interno della cavità orale altera in maniera significativa il valore del pH (l'equilibrio che esiste tra il contenuto acido e il contenuto alcalino) della saliva: ciò provoca l'indebolimento delle sue funzioni di depurazione e conseguentemente rende la cavità orale maggiormente suscettibile all'insorgere di infezioni.

La presenza di un'**ulcerazione in bocca** sul labbro inferiore indica l'esistenza di un processo infiammatorio in corso nell'intestino crasso, mentre l'insorgere ripetuto di ulcere ai due angoli della bocca riferisce l'apertura di **ulcere duodenali** (vedere la sezione seguente *Patologie Gastriche*). Le **ulcerazioni sulla lingua** indicano, a seconda della loro posizione, l'instaurarsi di processi infiammatori in aree corrispondenti del tubo digerente, ad esempio lo stomaco, l'intestino tenue, l'appendice o l'intestino crasso.

Patologie Gastriche

Come già rilevato nel paragrafo precedente, i calcoli biliari e le conseguenti difficoltà di digestione possono portare al rigurgito di acidi e sali biliari all'interno dello stomaco: l'occorrenza di tale evento altera negativamente la composizione e la quantità di muco generata dallo stomaco necessaria allo scopo di proteggere il rivestimento interno superficiale dello stomaco stesso dagli effetti distruttivi dell'acido cloridrico. Quando questo "scudo" protettivo perde spessore o, addirittura, si lacera sopraggiunge la patologia meglio nota come **gastrite**.

La gastrite si può manifestare in forma acuta o cronica: quando le cellule superficiali (epitelio) dello stomaco vengono esposte all'azione dei succhi gastrici acidi, queste cellule assorbono ioni di idrogeno che ne incrementano il livello di acidità interna, ne compensano il processo metabolico di base e causano l'insorgere di una reazione infiammatoria. Nei casi più gravi è possibile assistere alla formazione di ulcere della *mucosa* (**ulcere peptiche o gastriche)**, emorragie, stati di perforazione della parete dello stomaco e **peritonite**, una condizione che si verifica quando un'ulcera intacca l'intero spessore della parete dello stomaco o del duodeno e il loro contenuto penetra la cavità peritoneale. Le **ulcere duodenali** insorgono nel momento in cui l'acido che fuoriesce dallo stomaco aggredisce la parete interna del duodeno; in numerosi casi, la produzione di acido è insolitamente elevata: in effetti l'ingestione di quantità eccessive di cibi che richiedono elevate secrezioni di acido, oppure di combinazioni alimentari non adeguate spesso provoca un'alterazione nell'equilibrio dei livelli di produzione acida (per maggiori dettagli fare riferimento al libro "Timeless Secrets of Health & Rejuvenation" dello stesso autore). Il **reflusso esofageo** è una condizione comunemente nota come "bruciore di stomaco" in cui l'acido generatosi all'interno dello stomaco refluisce verso l'esofago provocando l'irritazione dei tessuti che costituiscono il rivestimento interno dell'esofago.

Molte altre sono tuttavia le cause che provocano l'insorgere di gastriti e bruciori di stomaco; tra queste ricordiamo: l'eccessiva ingestione di cibo, il consumo spropositato di bevande alcoliche e sigarette, l'assunzione quotidiana di elevate dosi di caffè, l'ingestione di consistenti quantità di proteine e grassi animali, raggi X, l'assunzione di medicinali citotossici, aspirina e altri preparati antinfiammatori, le forme di intossicazione alimentare, i cibi molto speziati, la disidratazione, lo stress emotivo, ecc. Tutti i fattori di cui sopra rappresentano, inoltre, anche una delle cause che concorrono alla formazione dei calcoli biliari nel fegato e nella colecisti, inaugurando in questo modo un circolo vizioso e creando ulteriori complicazioni lungo il tratto gastro-intestinale, fino ad arrivare, nel peggiore dei casi, alla formazione di **tumori maligni** allo stomaco.

La maggior parte dei medici di famiglia, oggigiorno, ritiene che l'insorgere di ulcere allo stomaco sia dovuta alla presenza di un "germe", per combattere il quale è necessario adottare una cura antibiotica che, solitamente, reca sollievo dal dolore e l'arresto della formazione dell'ulcera stessa: sebbene il farmaco non garantisca la mancata reiterazione del fenomeno ulceroso nel periodo successivo alla sospensione della sua somministrazione, esiste tuttavia un'elevata percentuale di "guarigione" che, però, è spesso accompagnata dal manifestarsi di effetti collaterali.

In ogni caso, l'infezione causata dall'attacco di tali germi avviene esclusivamente in presenza di un tessuto cellulare già precedentemente danneggiato all'interno dello stomaco: se il tessuto dell'organo è sano, infatti, lo stesso germe risulta essere assolutamente innocuo. Come riportato in precedenza, i calcoli biliari nel fegato e nella colecisti possono portare al manifestarsi di regolari fenomeni di reflusso biliare nello stomaco e ciò causa il danneggiamento di un numero sempre maggiore di cellule dello stomaco; gli antibiotici distruggono la flora naturale dello stomaco, ivi compresi i batteri che normalmente contribuiscono alla decomposizione delle cellule danneggiate: di conseguenza, sebbene la cura tramite somministrazione di antibiotici produca un sollievo immediato dei sintomi, la stessa, tuttavia, intacca anche l'attività dello stomaco in maniera permanente e ciò porta il corpo a dover affrontare sfide ben più gravi di un'ulcera[1]. E' raro, infatti, che riscuotano successo i trattamenti scorciatoia, quelli che inducono a una guarigione immediata dai sintomi rilevati. Dall'altro lato, tuttavia, la maggior parte delle patologie dello stomaco scompare in maniera totalmente spontanea nel momento in cui vengono rimossi tutti i calcoli biliari presenti nel corpo e il soggetto riesce a mantenere regolarmente un regime dietetico sano e uno stile di vita equilibrato.

Patologie Pancreatiche

Il pancreas è una piccola ghiandola la cui testa è posizionata nella curva del duodeno e il cui condotto principale si unisce al dotto biliare comune (del fegato e della colecisti) per formare

---

[1] Per ulteriori dettagli sul trattamento dell'ulcera gastrica e delle relative conseguenze, consultare il libro *Timeless Secrets of Health & Rejuvenation* dello stesso autore.

quella che è nota con il nome di *ampolla* del dotto biliare e che si inserisce nel duodeno nel suo punto centrale. Oltre a secernere i due ormoni dell'*insulina* e del *glucagone*, il pancreas produce anche i succhi pancreatici che contengono alcuni enzimi indispensabili per la digestione dei carboidrati, delle proteine e dei grassi. Quando le sostanze acide contenute nello stomaco entrano nel duodeno, queste si mescolano con i succhi pancreatici e con la bile dando origine all'equilibrio acido/alcalino più appropriato (valore pH) nel quale gli enzimi pancreatici riescono a svolgere le proprie funzioni in maniera più efficace (sia la bile sia il succo pancreatico sono sostanze alcaline).

I calcoli biliari presenti nel fegato e nella colecisti interferiscono con la normale attività di secrezione della bile, pari a circa un litro e mezzo al giorno, riducendola a poco più di una tazza: tale eventualità altera in maniera significativa il processo digestivo, soprattutto se il soggetto consuma elevate quantità di grassi e di cibi caratterizzati da un considerevole contenuto degli stessi. Di conseguenza, il pH si attesta su livelli eccessivamente bassi inibendo l'azione degli enzimi pancreatici e di quelli secreti dall'intestino tenue: ciò determina, alla fine, una digestione solo parziale del cibo ingerito con l'effetto che il cibo non propriamente digerito, ovvero saturato con l'acido cloridrico secreto dallo stomaco, può avere un effetto estremamente irritante e tossico sull'intero tratto intestinale.

Se un calcolo biliare si muove spostandosi dalla colecisti verso l'ampolla, dove si incontrano il dotto biliare comune e i dotti pancreatici (vedere **Figura 3**), ciò impedisce il rilascio del succo pancreatico e la bile passa nel pancreas facendo sì che gli enzimi pancreatici che provvedono alla scissione delle proteine e che solitamente vengono attivati solo nel duodeno, vengano attivati mentre si trovano all'interno del pancreas. Questi enzimi iniziano a digerire tratti del tessuto pancreatico causando, addirittura, l'insorgere di infezioni, suppurazioni o trombosi locali: questa condizione è nota con il nome di **pancreatite.**

I calcoli biliari che ostruiscono l'ampolla rilasciano batteri, virus e tossine all'interno del pancreas causando ulteriori danni alle cellule pancreatiche e, infine, provocando l'insorgere di **tumori maligni.** Tali tumori si originano principalmente nella testa del pancreas dove inibiscono il flusso della bile e dei succhi pancreatici: questa condizione è spesso accompagnata dalla presenza di **itterizia** (per ulteriori informazioni, consultare il paragrafo "Patologie epatiche").

Inoltre, i calcoli biliari nel fegato, nella colecisti e nell'ampolla possono addirittura scatenare il manifestarsi di entrambi i tipi di **diabete**, sia quello dipendente da insulina e sia quello non dipendente da insulina. A sostegno di quanto sopra posso affermare che tutti i miei pazienti, compresi i bambini, ai quali era stata precedentemente diagnosticata una forma di diabete hanno evidenziato la presenza di un'elevata quantità di calcoli epatici e che questi hanno testimoniato un miglioramento sempre maggiore della propria condizione ogni volta che si sono sottoposti a lavaggi epatici, in combinazione con un regime dietetico sano che non preveda l'assunzione di prodotti di derivazione animale (consultare anche il paragrafo "Consumo Eccessivo di Proteine" nel Capitolo 3).

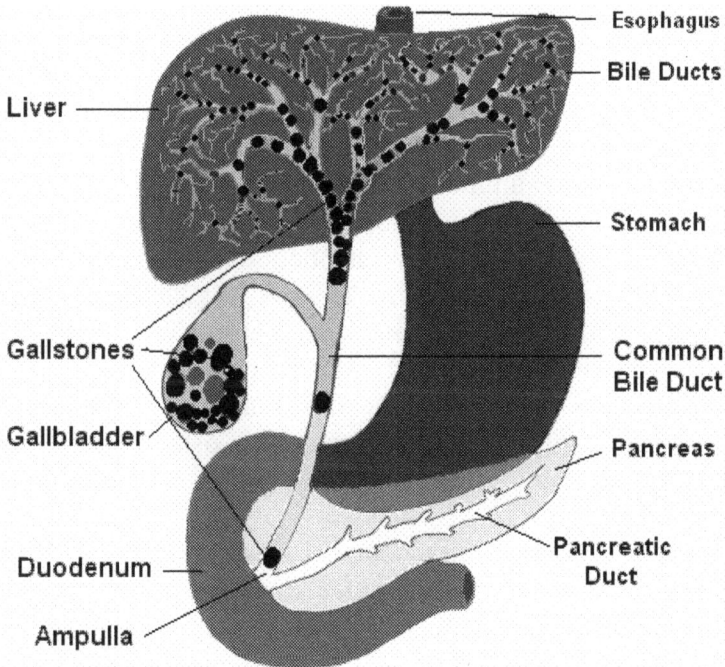

Figura 3: Calcoli biliari nel fegato e nella colecisti

15

Patologie Epatiche

Il fegato è la ghiandola più grande esistente nel nostro corpo e può raggiungere il peso di circa un chilo e mezzo: si trova sospesa dietro le costole nella cavità addominale superiore destra, occupa quasi tutta l'intera larghezza del corpo e dovendo gestire un numero elevatissimo di funzioni diverse, costituisce anche l'organo più complesso e attivo presente nel corpo di un essere umano.

Dato che il fegato è responsabile dell'elaborazione, della trasformazione, della distribuzione e del mantenimento costante dell'approvvigionamento del "carburante" vitale in tutto il corpo (le sostanze nutritive e l'energia), qualunque fattore interferisca con lo svolgimento di queste funzioni provoca un impatto grave e devastante sullo stato di salute del fegato e, di conseguenza, del corpo nel suo complesso. Il maggior evento di interferenza dell'attività registrabile nel fegato è rappresentato dalla presenza di calcoli biliari.

Oltre a farsi carico della produzione di colesterolo, una sostanza essenziale per la formazione delle cellule dell'organismo, degli ormoni e della bile, il fegato provvede anche alla produzione di ormoni e di proteine che intervengono durante i processi di funzionamento, crescita e guarigione del nostro corpo; alla formazione di nuovi aminoacidi e alla trasformazione di quelli già esistenti in proteine che andranno a costituire i principali "mattoncini" per la costituzione di cellule, ormoni, neurotrasmettori, geni ecc. Tra le altre fondamentali funzioni assolte dal fegato ricordiamo la decomposizione delle cellule vecchie rimaste inutilizzate, il riciclaggio del ferro e l'immagazzinamento di vitamine e sostanze nutritive. I calcoli biliari, di conseguenza, rappresentano un ostacolo al concreto svolgimento di tutte queste importantissime attività del corpo umano.

Oltre alla scissione dell'alcool nel flusso ematico, tuttavia, il fegato purifica l'organismo da sostanze nocive, batteri, parassiti e alcuni componenti presenti nei preparati farmacologici chimici; utilizza enzimi specifici per trasformare i prodotti di scarto e i veleni in sostanze che possono essere espulse dal corpo in modo sicuro; e filtra poco più di un litro di sangue al minuto. La maggior parte dei prodotti di scarto filtrati dal fegato viene espulso dall'organo attraverso un flusso della bile: da ciò ne consegue che la presenza di calcoli biliari a ostruire il passaggio nei dotti biliari provoca elevati livelli epatici di tossicità che possono portare, in ultima analisi, all'insorgere di **patologie epatiche**. Tale sviluppo risulta, poi, ulteriormente aggravato dall'assunzione di prodotti farmaceutici che, in condizioni normali, vengono sottoposti a decomposizione nel fegato: la presenza di calcoli biliari ne impedisce, infatti, il processo di detossicazione e ciò può indurre effetti collaterali devastanti, addirittura condizioni di "overdose", anche in presenza dell'assunzione controllata nelle dosi prescritte. Ciò significa, inoltre, che il fegato rischia di essere danneggiato proprio ad opera di quelle sostanze di decomposizione contenute nei farmaci sui quali agisce. Perfino l'alcol che non subisca un corretto processo di detossicazione può causare problemi assimilabili a quelli descritti in precedenza.

Tutte le patologie epatiche prendono il via da una grave forma di ostruzione dei dotti biliari dovuta alla presenza di calcoli che alterano l'architettura strutturale dei *lobuli epatici* (vedere **Figura 3 e 4**), cioè le principali unità di cui si compone il fegato (esistono oltre 50.000 unità simili all'interno di quest'organo). La prima conseguenza di tale condizione si manifesta con effetti sulla circolazione del sangue da e verso tali lobuli e, ovviamente, le cellule di cui sono composti, che diventa sempre più problematica, senza contare che le cellule epatiche devono anche ridurre la propria produzione di bile; le fibre nervose vengono danneggiate, mentre una prolungata situazione di scarsità di ossigeno distrugge le cellule epatiche e i rispettivi lobuli: assistiamo, di conseguenza, a un graduale processo di sostituzione delle cellule danneggiate con tessuto fibroso e ciò causa un'ulteriore ostruzione insieme a un aumento della pressione sui vasi sanguigni epatici. Se il procedimento di rigenerazione delle cellule epatiche non procede di pari passo con la relativa situazione di danneggiamento, il danno giunge a provocare uno stato di **cirrosi epatica** che, solitamente, conduce al decesso del paziente.

Un'**insufficienza epatica** si verifica quando vengono distrutte così tante cellule epatiche che il numero rimanente è insufficiente a svolgere le diverse principali funzioni vitali del corpo. Tra le conseguenze di un'insufficienza epatica annoveriamo sonnolenza, confusione, tremolio delle mani (tremori a battito d'ala d'uccello), diminuzione del livello di zuccheri nel sangue, infezioni, insufficienza renale e ritenzione idrica, emorragie non controllate, coma e decesso. Le capacità di recupero del fegato, tuttavia, sono straordinarie: se, infatti, vengono rimossi i calcoli biliari e, contemporaneamente, viene cessata l'assunzione di bevande alcoliche e farmaci, non insorgeranno problemi a lungo termine, anche se la maggior parte delle cellule epatiche sono state distrutte durante il decorso della malattia. Quando le cellule ricrescono lo fanno in modo ordinato e ciò consente il loro normale funzionamento: tutto questo è possibile perché durante il decorso dell'insufficienza epatica (rispetto al decorso della cirrosi epatica) la struttura di base del fegato non è stata intaccata nelle sue strutture fondamentali.

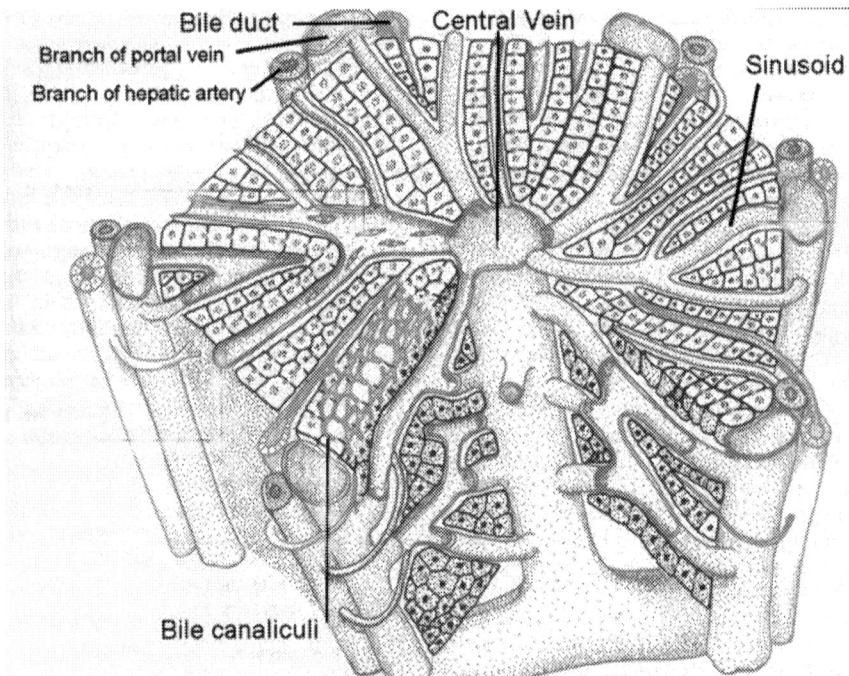

Figura 4: Un lobulo epatico

L'**epatite** in forma acuta insorge quando interi gruppi di cellule epatiche iniziano a morire: i calcoli biliari ospitano grandi quantità di materiale virale che è perfettamente in grado di intaccare e infettare le cellule epatiche causando alterazioni cellulari degenerative. Quando il numero e la dimensione dei calcoli biliari aumentano e vengono infettate diverse cellule che successivamente muoiono, interi lobuli iniziano a collassare e i vasi sanguigni iniziano a presentare curvature che influenzano in maniera significativa la circolazione del sangue verso le rimanenti cellule epatiche. Il danno epatico causato dal manifestarsi di tali alterazioni, e il danno che si registra a livello generale di attività del fegato, dipende soprattutto dal grado di ostruzione causato dai calcoli biliari all'interno dei dotti biliari epatici: il cancro al fegato insorge solo dopo molti anni di progressiva occlusione dei dotti biliari epatici e lo stesso vale per i tumori al fegato che derivano da tumori primari formatisi nel tratto gastro-intestinale, nei polmoni e nella mammella.

La maggior parte delle **infezioni epatiche** (tipo A, tipo B e tipo non-A e tipo non-B) si manifesta quando un certo numero di lobuli epatici è congestionato dalla presenza di calcoli biliari: ciò può accadere perfino in giovanissima età. Un fegato e un sistema immunitario sani sono perfettamente in grado di distruggere un virus indipendentemente dal fatto che questo sia penetrato dall'esterno oppure sia entrato nel flusso ematico in maniera diversa. La maggior parte dei soggetti esposti a questi tipi di virus non si ammala mai; tuttavia, in presenza di grandi quantità di calcoli biliari, il fegato diventa tossico e non è più in grado di difendersi dalle infezioni di origine virale.

I calcoli biliari possono nascondere considerevoli quantità di virus vivi: una volta che uno di questi virus si libera e penetra nel flusso ematico può insorgere un'epatite cronica. Le infezioni non virali del fegato sono causate da batteri che si diffondono da uno qualsiasi dei dotti biliari ostruiti da calcoli.

La presenza di calcoli all'interno dei dotti biliari pregiudica anche la capacità cellulare epatica di trattare sostanze tossiche quali il cloroformio, i farmaci citotossici, gli steroidi anabolizzanti, l'alcol, l'aspirina, i funghi, gli additivi alimentari, ecc. Quando ciò accade, il corpo sviluppa una ipersensibilità verso queste sostanze tossiche prevedibili e anche verso altre non prevedibili contenute in numerosi farmaci. Svariate **allergie** derivano da tale ipersensibilità e per lo stesso motivo ancora, potrebbe anche verificarsi un incremento nel numero di effetti collaterali tossici risultanti dall'assunzione di farmaci, effetti collaterali di cui la Food and Drug Administration (FDA – l'ente americano preposto al controllo dei prodotti alimentari e medicinali) o le aziende farmaceutiche possono non essere consapevoli.

La forma più comune di itterizia deriva dalla presenza di calcoli biliari bloccati all'interno del dotto biliare che conduce al duodeno e/o di calcoli biliari e tessuto fibroso che alterano l'architettura strutturale dei lobuli epatici. Il movimento della bile attraverso i canali biliari (canalicoli) è pertanto bloccato e le cellule epatiche non sono più in grado di coniugarsi ed espellere pigmento biliare noto come *bilirubina*. Di conseguenza, assistiamo a una concentrazione nel flusso ematico di bile e delle sostanze che la costituiscono. Quando la bilirubina inizia a concentrarsi provoca il manifestarsi di macchie sulla pelle: tale concentrazione nel sangue può arrivare a essere tre volte superiore rispetto al normale prima che inizi a diventare visibile la **colorazione giallognola** della pelle e della congiuntiva degli occhi. La bilirubina non coniugata, inoltre, produce un effetto tossico sulle cellule encefaliche. Infine, l'itterizia può essere causata anche da un tumore alla testa del pancreas.

Patologie della Colecisti e dei Dotti Biliari

Il fegato secerne la bile che, attraverso due dotti epatici, passa nel dotto epatico comune che, prima di intersecarsi e unirsi al dotto cistico proveniente dalla colecisti, misura circa sette centimetri. Prima di continuare il suo viaggio attraverso il dotto biliare comune verso il tratto intestinale, la bile deve scorrere all'interno della colecisti, una sacca a forma di pera che sporge dal dotto biliare ed è attaccata alla parte posteriore del fegato (vedere **Figura 5**).

POSTERIOR VIEW OF LIVER

Inferior vena cava

Ligament

Renal impression

Portal vein

Hepatic artery

Left

Gastric
Impression

Right

GALLBLADDER

Colic impression

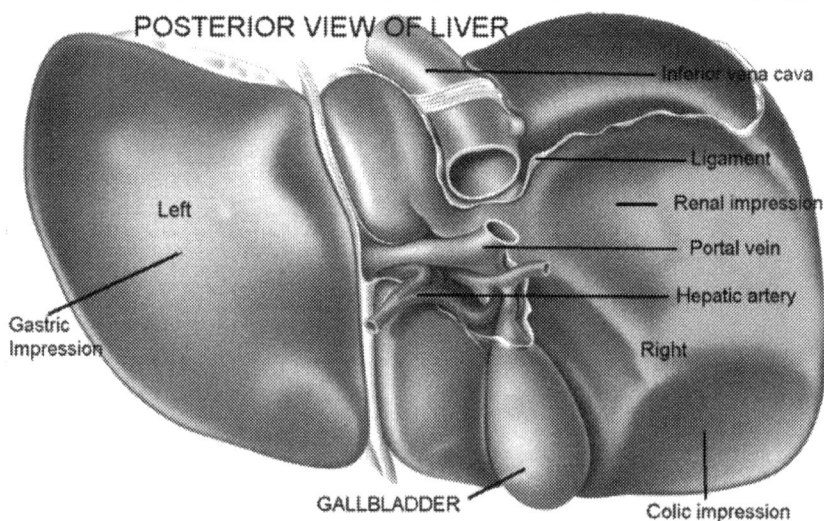

Figura 5: Posizione della colecisti

Una colecisti normale, generalmente, contiene circa 50 cl di
bile, che nella colecisti, tuttavia, non ha la stessa forma di quando
ha lasciato il fegato: qui, infatti, assistiamo a un riassorbimento
attivo di sali minerali e di acqua tale che il volume della bile si
riduce a solo un decimo della sua quantità originale. I sali biliari,
però, non vengono assorbiti e ciò indica, di conseguenza, che la
loro concentrazione aumenta di circa dieci volte; tuttavia, alla bile
si aggiunge del muco che la trasforma in una sostanza densa simile
allo stesso muco, rendendola il potente fluido digestivo che tutti
conosciamo.

Le pareti muscolari della colecisti si contraggono ed espellono
bile quando cibi acidi e sostanze proteiche entrano nel duodeno
dallo stomaco. Un'attività più marcata si nota se il cibo che entra
nel duodeno contiene un'alta percentuale di grassi: il nostro corpo,
infatti, utilizza i sali biliari presenti nella bile per emulsionare i
grassi e facilitarne la digestione; una volta che i sali biliari hanno
assolto al proprio compito abbandonando i grassi ridotti in
emulsione per l'assorbimento intestinale, questi si spostano verso il
basso, ovvero verso l'intestino. La maggior parte di questi sali
vengono poi riassorbiti nella parte finale dell'intestino tenue e
riportati al fegato dove vengono raccolti di nuovo nella bile e,

quindi, secreti nel duodeno (**Nota bene:** una congestione intestinale riduce significativamente la quantità di sali biliari necessari per una corretta produzione di bile e la digestione dei grassi).

I calcoli biliari possono essere costituiti principalmente da colesterolo o calcio o pigmenti quali bilirubina. Il colesterolo costituisce il componente più comune, ma molti calcoli evidenziano una composizione mista: oltre al colesterolo, al calcio e ai pigmenti biliari, infatti, essi possono contenere sali biliari, acqua e muco, ma anche tossine, batteri e, a volte, parassiti morti. Solitamente, la dimensione dei calcoli all'interno della colecisti aumenta costantemente per circa 8 anni prima che comincino a manifestarsi sintomi visibili. I calcoli più grandi sono, generalmente, calcificati e possono essere facillmete localizzati attraverso esami radiologici o utilizzando l'ultrasonografia: l'85% dei calcoli biliari rilevati nella colecisti ha un diametro di circa 2 centimetri (vedere **Figura 6a)** sebbene alcuni possano arrivare ad avere un diametro di 6 centimetri (vedere le **Figure 6b e 6c** che rappresentano un calcolo biliare calcificato che ho personalmente esaminato e fotografato qualche momento l'espulsione indolore da parte di una paziente che si era appena sottoposta al nono lavaggio epatico; il calcolo emanava un odore estremamente sgradevole). I calcoli si vengono a formare quando, per i motivi spiegati nel Capitolo 3, la bile della colecisti risulta troppo satura e i suoi contenuti non assorbiti iniziano a indurirsi.

Se un calcolo biliare fuoriesce dalla colecisti e penetra nel *dotto biliare cistico* o nel *dotto biliare comune*, si verificano forti contrazioni spasmodiche della parete del dotto (vedere **Figura 3)**, che consentono al calcolo di spostarsi in avanti: ciò causa un forte dolore noto come **colica biliare**, solitamente acccompagnata da una notevole distensione della colecisti. Se la colecisti contiene un numero elevato di calcoli biliari, ciò causa anche delle contrazioni muscolari spasmodiche estremamente dolorose.

I calcoli biliari possono causare irritazione e infiammazione della parete di rivestimento interno della colecisti e dei dotti biliari cistici e comuni: questa condizione è nota come **colecistite.** Inoltre, è possibile verificare anche la manifestazione di infezioni microbiche in concomitanza alla stessa; allo stesso modo, l'ulcerazione dei tessuti tra la colecisti e il duodeno o il colon, con la **formazione di una fistola** e **di adesioni fibrose** non è insolita.

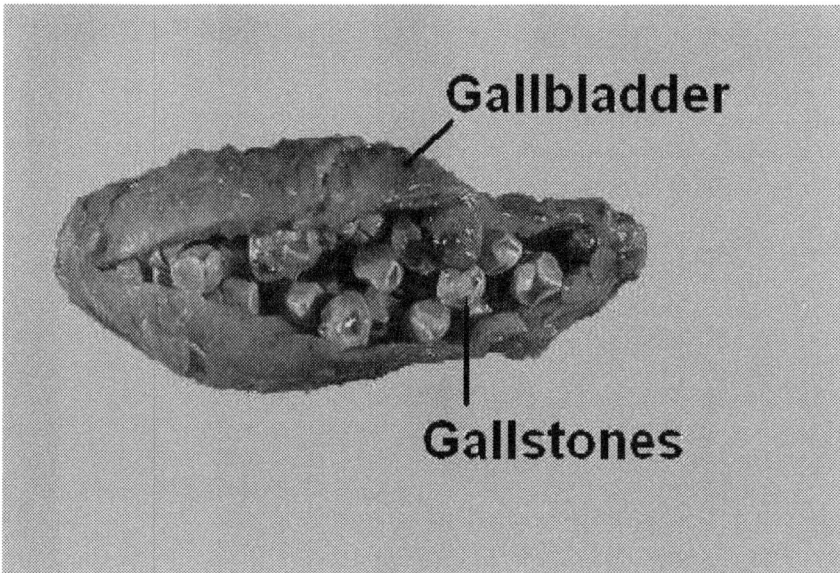

Figura 6a: Calcoli biliari in una colecisti sezionata e analizzata

Una patologia della colecisti ha solitamente origine nel fegato: quando i lobuli epatici vengono alterati a livello strutturale a causa della presenza di calcoli bilari e, alla fine, di tessuto fibroso, la pressione venosa inzia ad aumentare nella vena portale e ciò, a sua volta, aumenta la pressione sanguigna nella vena cistica che drena il sangue venoso proveniente dalla colecisti nella vena portale. L'eliminazione incompleta dei prodotti di scarto attraverso il dotto cistico causa un'accumulazione di prodotti di scarto acidi nel tessuto della colecisti che ne riduce gradualmente l'attività e il funzionamento. La formazione di calcoli biliari è, quindi, solo questione di tempo.

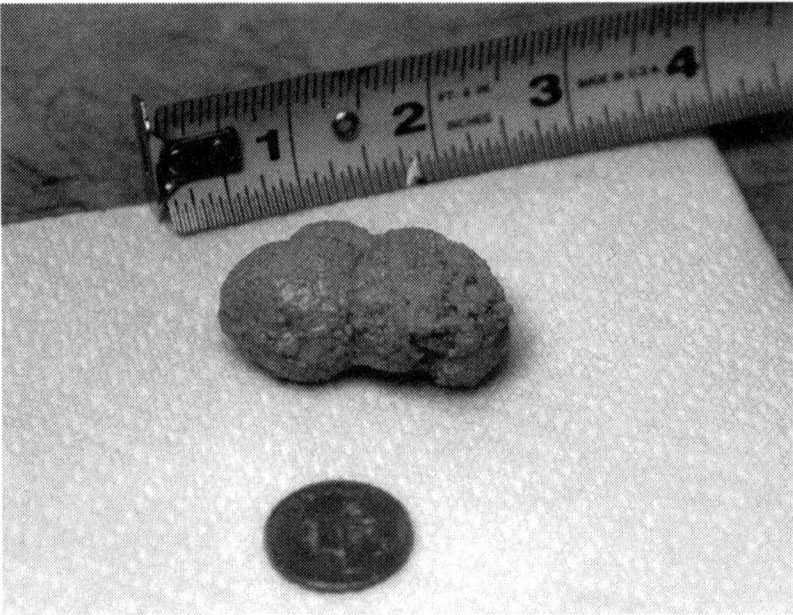

Figura 6b: Un calcolo biliare calcificato di grandi dimensioni rilasciatoin maniera indolore durante il lavaggio epatico.

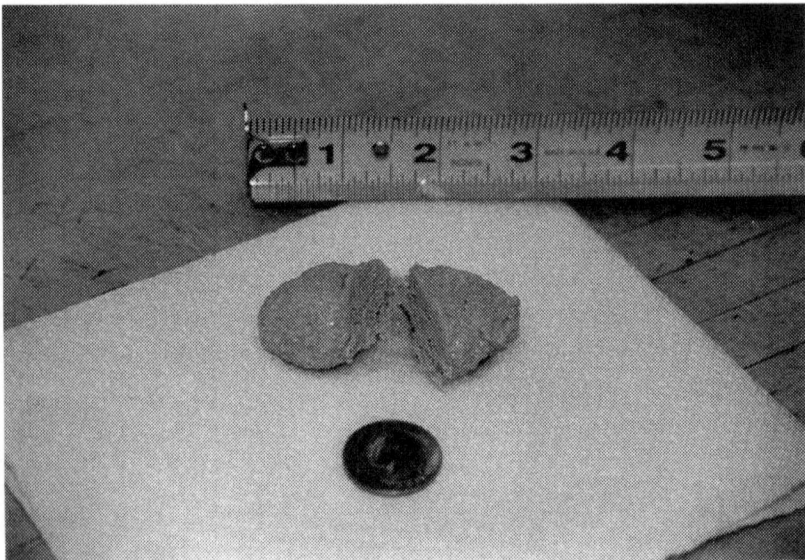

Figura 6c: Lo stesso calcolo diviso a metà.

24

Patologie Intestinali

L'intestino tenue è il proseguimento dello stomaco: inizia all'altezza dello *sfintere pilorico,* ha una lunghezza di 5-6 metri, conduce all'intestino crasso (a sua volta lungo circa 1-1 ½ metri) e secerne il succo intestinale impiegato per completare la digestione dei carboidrati, delle proteine e dei grassi. Inoltre, assorbe le sostanze nutritive necessarie per il sostentamento e il mantenimento del corpo e lo protegge dalle infezioni di origine microbica che possono scatenarsi nonostante l'azione anti-microbica che l'acido cloridrico svolge all'interno dello stomaco.

Quando il cibo acido (*chimo*) passa dallo stomaco nel duodeno, questi viene prima mischiato alla bile e al succo pancreatico e, quindi, al succo intestinale. I calcoli biliari presenti nel fegato e nella colecisti riducono sensibilmente la secrezione di bile e ciò diminuisce la capacità degli *enzimi pancreatici* di digerire i carboidrati, le proteine e i grassi: questo, a sua volta, limita il corretto assorbimento da parte dell'intestino tenue dei componenti delle sostanze nutritive contenute in questi cibi (ad esempio, i *monosaccaridi* contenuti nei carboidrati, gli *aminoacidi* presenti nelle proteine e gli *acidi grassi* e il *glicerolo* nei grassi).

Dal momento che la presenza di bile negli intestini gioca un ruolo essenziale per l'assorbimento di grassi, calcio e Vitamina K, i calcoli biliari possono rappresentare la causa di patologie in grado di mettere a rischio la vita dell'individuo, quali **cardiopatie, osteoporosi** e **cancro.** Il fegato utilizza la Vitamina K liposolubile per produrre i composti che innescano la coagulazione del sangue, di conseguenza lo scarso assorbimento di questa vitamina può causare l'insorgere di **patologie emorragiche.** La vitamina K non può essere assorbita in modo adeguato se sussistono problemi di digestione dei grassi dovuti a una mancanza di bile, di lipasi pancreatica e di una determinata quantità di grassi pancreatici: per quest'ultimo motivo, seguire una dieta povera di grassi può mettere a repentaglio la vita di un individuo. Il calcio, invece, è essenziale per l'indurimento delle ossa e dei denti, per la coagulazione del sangue e il meccanismo di contrazione muscolare. Ciò che vale per la Vitamina K, quindi, vale anche tutte le altre vitamine liposubili, comprese vitamina A, la vitamina E, e la vitamina D: in effetti, anche la vitamina A e il carotene sono sufficientemente assorbiti dall'intestino tenue solo se il processo di assorbimento dei grassi è regolare. Se l'assorbimento della vitamina A è insufficiente, ciò produce un danneggiamento delle *cellule epiteliali* che costituiscono una parte essenziale di tutti gli organi, dei vasi sanguigni, dei vasi linfatici, ecc., presenti nel corpo; inoltre, la vitamina A è necessaria per mantenere gli occhi in buona salute e proteggere da o ridurre le infezioni microbiche, mentre la Vitamina D è essenziale per la calcificazione delle ossa e dei denti. A questo punto, è necessario sottolineare che integrare l'assunzione di queste vitamine non risolve il problema della loro carenza. Per sintetizzare: senza secrezioni normali di bile queste vitamine non possono essere digerite e assorbite in modo appropriato e, quindi, causano danni rilevanti al sistema linfatico e all'apparato urinario.

I cibi non propriamente digeriti tendono a fermentare e a putrefarsi all'interno dell'intestino tenue e crasso, attirando un gran numero di batteri per contribuire ad accelerare il processo di decomposizione. I prodotti della decomposizione sono spesso altamente tossici così come le sostanze chimiche prodotte dai batteri stessi: tutte queste, indistintamente, irritano notevolmente la parete mucosa di rivestimento interno che rappresenta una delle linee di difesa principali del corpo contro gli agenti patogeni. L'esposizione regolare a queste tossine indebolisce il sistema immunitario del corpo, perché il 60% di esso è situato negli intestini: sovraccaricato da un costante afflusso di tossine, l'intestino tenue e l'intestino crasso possono essere colpiti da diversi disturbi, tra cui **diarrea, costipazione, gas addominali, Malattia di Crohn, colite ulcerativa, diverticolite, ernia, polipi, dissenteria, appendice, volvolo, intussuscezione**, ma anche **tumori benigni** e **maligni.**

Un abbondante flusso di bile mantiene buoni livelli di digestione e di assorbimento del cibo grazie alla notevole azione purificatrice che compie nel tratto intestinale: ogni parte del corpo dipende dalle sostanze nutritive di base rese disponibili dall'apparato digerente e da una efficiente rimozione dei prodotti di scarto dallo stesso apparato. I calcoli biliari nel fegato e nella colecisti ostacolano in modo significativo entrambi questi processi vitali e, di conseguenza, possono essere ritenuti responsabili della maggior parte delle patologie, se non di tutti i tipi, che possono affliggere il corpo umano. La rimozione dei calcoli biliari consente di normalizzare le funzioni digestive e di eliminazione, di migliorare il metabolismo cellulare e di mantenere l'equilibrio nel corpo.

Patologie dell'Apparato Circolatorio

Per motivi descrittivi, ho deciso di suddividere l'*apparato circolatorio* in due parti principali: l'*apparato circolatorio sanguigno* e l'*apparato circolatorio linfatico*. L'apparato circolatorio sanguigno è costituito dal cuore, che agisce come una pompa, e dai vasi sanguigni attraverso i quali circola il sangue.

L'apparato circolatorio linfatico è costituito dai linfonodi e dai vasi linfatici attraverso i quali scorre una *linfa* incolore: il fluido linfatico è presente nel corpo in una quantità tre volte superiore rispetto a quella del sangue ed è responsabile dell'assorbimento dei prodotti di scarto delle cellule destinandoli alla rimozione dal corpo stesso. Il sistema linfatico è l'apparato circolatorio primario utilizzato da tutte le cellule immunologiche (macrofagi, cellule T, cellule B, linfociti, ecc.), mentre è necessario un sistema linfatico privo di ostruzioni per mantenere l'omeostasi.

Coronaropatia

Gli attacchi di cuore fanno più vittime tra gli Americani di qualsiasi altra causa di morte. Sebbene tale patologia si presenti all'improvviso, un attacco di cuore è, in realtà, lo stadio finale di un disturbo piuttosto insidioso che si è evoluto negli anni e che è meglio noto con il nome di coronaropatia. Dal momento che questa patologia colpisce solo gli abitanti dei paesi industrializzati e ha raramente mietuto vittime prima del 1900, dobbiamo ritenere che il nostro stile di vita moderno, i cibi poco naturali che ingeriamo e le nostre abitudini alimentari scarsamente equilibrate siano i fattori responsabili della creazione dell'attuale "società dei malati di cuore". Tuttavia, molto prima che il cuore inizi a funzionare male, il fegato perde la maggior parte della propria vitalità e della sua efficienza.

Il fegato influenza l'intero apparato circolatorio, compreso il cuore, tanto da rappresentarne il principale protettore. In condizioni normali, il fegato disintossica e purifica completamente il sangue venoso che proviene, tramite la vena portale, dalla parte addominale dell'apparato digestivo, dalla milza e dal pancreas. Oltre alla decomposizione delle bevande alcoliche, il fegato disintossica il corpo dalle sostanze nocive, ad esempio le tossine prodotte dai microbi; uccide batteri e parassiti e neutralizza determinati componenti farmacologici con l'aiuto di specifici enzimi. Una delle prodezze più ingegnose del fegato, tra l'altro, è la rimozione della componente azotata degli aminoacidi non requisita per la formazione di nuove proteine; da questo prodotto di scarto il fegato crea l'*urea* la quale va a finire nel flusso ematico e viene espulsa attraverso le urine; inoltre il fegato decompone la nucleoproteina (nucleo) delle cellule esauste del corpo umano. L'effetto collaterale risultante da questo processo è l'*acido urico,* che viene anch'esso espulso con l'urina.

Il fegato filtra più di 1 litro di sangue al minuto, lasciando solo l'anidride carbonica acida che viene successivamente eliminata attraverso i polmoni. Dopo essere stato purificato all'interno del fegato, il sangue passa attraverso la *vena epatica* ed entra nella *vena cava inferiore* che lo conduce direttamente nell'atrio destro del cuore (vedere **Figura 7**). Da quel punto, il sangue venoso viene indirizzato ai polmoni dove avviene lo scambio di gas: viene espulsa l'anidride carbonica e viene assorbito l'ossigeno. Dopo aver lasciato i polmoni, il sangue ossigenato passa nella parte sinistra del cuore da dove viene pompato nell'*aorta* che fornisce sangue ossigenato a tutti i tessuti del corpo.

Dopo aver lasciato i polmoni, il sangue ossigenato passa nell'atrio sinistro del cuore, da dove viene pompato nell'*aorta,* l'arteria incaricata di portare il sangue ossigenato a tutti i tessuti del corpo.

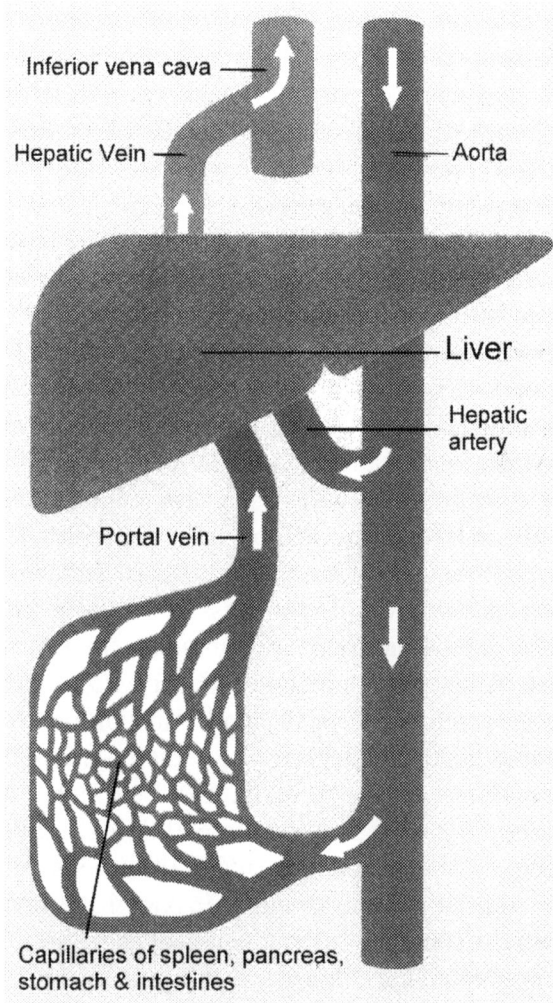

Figura 7: Il fegato filtra il sangue

I calcoli biliari nei dotti biliari epatici alterano l'architettura di base dei lobuli, in conseguenza del quale i vasi sanguigni che riforniscono queste unità epatiche sviluppano delle curvature che riducono significativamente l'approvvigionamento interno di sangue. Le cellule epatiche vengono quindi danneggiate e i detriti cellulari nocivi iniziano a entrare nel flusso ematico: ciò indebolisce ulteriormente la capacità del fegato di disintossicare il sangue e quindi sempre più sostanze nocive vengono trattenute sia dal fegato sia dal sangue. Un fegato congestionato può ostacolare il flusso ematico venoso verso il cuore, portando a palpitazioni cardiache o, addirittura, ad attacchi cardiaci. È ovvio che le tossine che non vengono neutralizzate dal fegato finiscono col danneggiare il cuore e la rete dei vasi sanguigni.

Un'altra conseguenza di questo sviluppo è che le proteine provenienti da cellule morte (circa 30 miliardi al giorno) e quelle non utilizzate di provenienza alimentare non vengono decomposte in quantità sufficiente: ciò, a sua volta, provoca l'aumento della concentrazione di proteine nel sangue. Di conseguenza, il corpo cerca di immagazzinare queste proteine nelle membrane basali delle pareti dei vasi sanguigni (ulteriori spiegazioni di questo scenario sono fornite di seguito), ma una volta esaurita la capacità del corpo di immagazzinamento delle proteine, le proteine in eccesso non possono che rimanere nel flusso ematico causando un aumento del numero di globuli rossi che va a incrementare il volume delle cellule otturate nel sangue, *emocrito,* fino a livelli non normali. Anche la concentrazione di *emoglobina* nei globuli rossi inizia ad aumentare, provocando un colorito rossastro della pelle, principalmente in faccia e sul torace. (L'emoglobina è una proteina complessa che si combina con l'ossigeno all'interno dei polmoni e che lo trasporta a tutte le cellule del corpo). Da ciò ne consegue che i globuli rossi aumentano di dimensioni allargandosi e diventano, quindi, troppo grandi per passare attraverso i piccoli canali della rete capillare: ovviamente, questo fa sì che il sangue diventi eccessivamente denso e si muova più lentamente, incrementando quindi la sua tendenza alla coagulazione (le piastrine si aggregano le une alle altre).

La formazione di grumi di sangue è considerata il principale fattore di rischio per l'**attacco cardiaco** e l'**ictus.** Dal momento che i grassi non evidenziano alcuna capacità coagulante, questo rischio deriva prevalentemente dall'alta concentrazione di proteine nel sangue. I ricercatori hanno scoperto che l'aminoacido solforato omocisteina (HC) favorisce la formazione di piccolissimi grumi che provocano iniziali danni arteriosi e che i più catastrofici accelerano l'insorgere della maggior parte degli attacchi di cuore e degli ictus (Ann Clin & Lab Sci, 1991 and Lancet 1981).

Osservate, inoltre, che HC è fino a 40 volte più efficace nella valutazione dei rischi di patologie cardiovascolari rispetto al colesterolo. HC è il risultato del normale metabolismo dell'aminoacido metionina, presente in abbondanza nella carne rossa, nel latte e nei prodotti caseari. Un'alta concentrazione di proteine nel sangue ostacola la costante e necessaria distribuzione alle cellule di importanti sostanze nutritive, in particolar modo di acqua, glucosio e ossigeno. [Attenzione: elevate concentrazioni di proteine nel flusso ematico causano la disidratazione nel sangue, ovvero l'emo-ispessimento che rappresenta una delle principali cause di alta pressione sanguigna e delle patologie cardiache]. Inoltre, le proteine compromettono la completa eliminazione dei prodotti di scarto metabolici di base (vedere sezione *Condizioni di Circolazione Insufficiente,...*): tutti questi fattori, combinati tra loro, costringono il corpo ad aumentare la pressione sanguigna e questa condizione, comunemente nota con il nome di **ipertensione**, riduce in qualche modo il rischio di morte che l'ispessimento del sangue crea. Tuttavia, questa risposta salvavita a una situazione non naturale pone sotto eccessiva pressione e danneggia i vasi sanguigni.

Una delle principali e più efficienti strategie che l'organismo adotta allo scopo di scongiurare il pericolo di un imminente attacco di cuore è quella di eliminare dal flusso ematico le proteine in eccesso e di conservarle, temporaneamente, altrove (vedere **Figura 8**). L'unico luogo dove le proteine possono essere immagazzinate in grandi quantità, è la rete di vasi sanguigni: le pareti dei capillari, infatti, sono in grado di assorbire la maggior parte delle proteine in eccesso, di trasformarle in *fibra di collagene*, una proteina al 100%, e di conservarle nella propria *membrana basale*. La membrana basale è in grado di decuplicare il proprio spessore, prima di esaurire la propria capacità di immagazzinamento delle proteine. Dall'altro lato, però, ciò fa sì che le cellule dell'organismo non ricevano più quantità sufficienti di ossigeno e di altre sostanze nutritive basilari. Le cellule colpite dal fenomeno di "digiuno in corso" possono comprendere anche le cellule che costituiscono i muscoli cardiaci: il risultato è un **indebolimento del muscolo cardiaco** abbinato a una ridotta attività del cuore e, certamente, qualsiasi tipo di patologia degenerativa, cancro compreso.

Thickening of Blood Capillary Wall

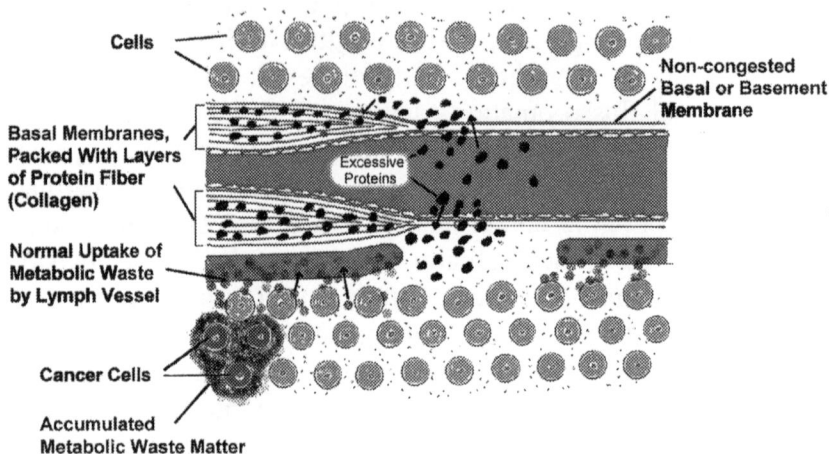

Cells

Non-congested
Basal or Basement
Membrane

Basal Membranes,
Packed With Layers
of Protein Fiber
(Collagen)

Excessive
Proteins

Normal Uptake of
Metabolic Waste
by Lymph Vessel

Cancer Cells

Accumulated
Metabolic Waste Matter

Hardening of Artery

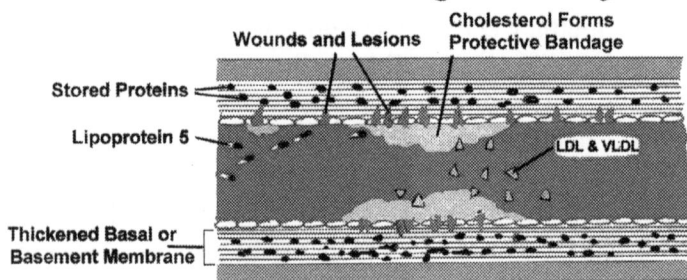

Cholesterol Forms
Protective Bandage

Wounds and Lesions

Stored Proteins

Lipoprotein 5

LDL & VLDL

Thickened Basal or
Basement Membrane

Figura 8: Le fasi iniziali di una patologia cardiaca

Quando le pareti dei capillari non sono più in grado di accumulare e conservare le proteine in eccesso, queste iniziano ad essere assorbite anche dalle membrane basali arteriose: da ciò ne consegue un effetto estremamente benefico in virtù del quale il sangue rimane abbastanza fluido da scongiurare la minaccia di un attacco di cuore, almeno per qualche tempo. Tuttavia, alla fine, questa stessa strategia che, all'inizio, evita la morte cellulare danneggia le pareti dei vasi sanguigni (solo i meccanismi principali di sopravvivenza del corpo non presentano effetti collaterali significativi): la parete di rivestimento interno delle arterie assume, infatti, una consistenza ruvida e spessa che assomiglia alla ruggine depositata su un tubo dell'acqua, con crepe, ferite e lesioni visibili in diversi punti.

La gestione e la cura delle lesioni di più limitate dimensioni nei vasi sanguigni vengono affidate alle *piastrine* che rilasciano un ormone, noto con il nome di *serotonina,* il quale contribuisce a contrarre i vasi sanguigni e a ridurre l'emorragia. Tuttavia, le ferite più estese, come quelle solitamente visibili nelle arterie coronarie malate, non possono essere suturate conl'intervento delle sole piastrine: esse, infatti, necessitano di quel complesso processo che l'organismo mette in atto e noto con il nome di coagulazione del sangue. In ogni caso, se il coagulo di sangue si stacca dalla parete dove si è formato, può entrare nel cuore e causare un'**infarto miocardico,** comunemente noto come attacco di cuore [quando un coagulo raggiunge il cervello causa un ictus; quando blocca il passaggio nelle arterie polmonari che riforniscono di sangue i polmoni, il coagulo può risultare fatale].

Per scongiurare il pericolo prima che si presenti, l'organismo mette in pratica una serie di misure di pronto intervento tra cui il rilascio della *lipoproteina chimico-ematica 5* (LP5), la quale, grazie alla sua natura viscosa, agisce come un cerotto creando un sigillo stabile intorno alle ferite. Avviando seconda, ma ugualmente importante, "operazione di salvataggio", il corpo fissa alcuni tipi specifici di colesterolo sui punti dove si è verificato il danno (maggiori dettagli su questo argomento sono disponibili nella sezione "Elevati Livelli di Colesterolo"): il colesterolo agisce in maniera più affidabile come un "rattoppo" o un "bendaggio"; tuttavia, considerando che i depositi di colesterolo da soli non rappresentano una protezione sufficiente, anche i tessuti connettivi e le cellule della muscolatura liscia iniziano ad accumularsi all'interno del vaso sanguigno. Noti come placche arterosclerotiche, questi depositi possono, alla fine, occludere completamente un'arteria ostruendo il flusso ematico e favorendo la formazione di coaguli di sangue che possono risultare fatali. In caso di sospensione dell'approvvigionamento di sangue al cuore, l'attività del muscolo cardiaco si arresta e il risultato è, inevitabilmente, un attacco di cuore. Sebbene la distruzione graduale dei vasi sanguigni, nota come **arteriosclerosi,** protegga inizialmente la vita di un individuo da un attacco di cuore causato dalla formazione di un coagulo di sangue, esso risulta esserne comunque responsabile a lungo andare.

Elevati Livelli di Colesterolo

Il *colesterolo* rappresenta un elemento di base essenziale per ogni cellula presente nell'organismo che entra in gioco in tutti i processi metabolici e riveste particolare importanza nel processo di produzione dei tessuti nervosi, della bile e di determinati ormoni. In media, il nostro corpo produce circa da mezzo a un grammo di colesterolo al giorno a seconda della quantità di volta in volta richiesta dall'organismo: nel complesso, il nostro corpo è in grado di produrre, giornalmente, una quantità di colesterolo 400 volte superiore a quella che otterremmo se mangiassimo 100 grammi di burro. I maggiori organi preposti alla produzione di colesterolo sono proprio il fegato e l'intestino tenue in quest'ordine: generalmente essi sono in grado di rilasciare il colesterolo direttamente nel flusso ematico dove viene istantaneamente legato alle proteine del sangue, chiamate lipoproteine, le quali hanno il compito di trasportare il colesterolo verso le sue numerose destinazioni. Esistono tre tipi principali di lipoproteine impegnate nel trasporto del colesterolo: le *Lipoproteine a Bassa Densità (Low Density Lipoprotein – LDL), le Lipoproteine a Densità Molto Bassa (Very Low Density Lipoprotein –VLDL) e le Lipoproteine ad Alta Densità (High Density Lipoprotein – HDL).*

Rispetto alla HDL, che gode del privilegio di essere chiamata colesterolo "buono", la LDL e la VLDL sono molecole di colesterolo relativamente grandi, e sono, infatti, le più ricche di colesterolo; la ragione di questa dimensione è ben precisa e valida: contrariamente alle cugine più piccole, che passano facilmente attraverso le pareti dei vasi sanguigni, le versioni LDL e VLDL di colesterolo sono destinate a prendere percorsi diversi abbandonando, infatti. il flusso ematico per passare nel fegato.

I vasi sanguigni che approvvigionano il fegato hanno una struttura molto diversa da quelle che approvvigionano altre parti del corpo: questi vasi sanguigni sono noti come *sinusoidi* e la loro singolare struttura, simile a una griglia, consente alle cellule epatiche di assorbire tutto il contenuto del sangue comprese le molecole più grandi di colesterolo. Le cellule epatiche trasformano il colesterolo e lo espellono insieme alla bile negli intestini: una volta raggiunti gli intestini, il colesterolo si combina con i grassi, viene assorbito dalla linfa ed entra nel sangue. I calcoli biliari presenti nei dotti biliari epatici inibiscono il flusso di bile e bloccano, parzialmente, o perfino completamente, il percorso di uscita del colesterolo. A causa di una pressione di riserva esercitata sulle cellule epatiche, la produzione di bile diminuisce: solitamente un fegato sano produce oltre un litro di bile al giorno, ma quando i principali dotti biliari sono bloccati, solo una ridotta quantità di bile, circa una tazza o perfino meno, riuscirà a farsi strada verso gli intestini, impedendo quindi che una parte considerevole di colesterolo VLDL e LDL venga espulsa con la bile.

I calcoli biliari nei dotti biliari epatici alterano l'architettura strutturale degli stessi lobuli epatici e ciò danneggia e congestiona i sinusoidi. I depositi di proteine in eccesso, inoltre, chiudono i fori della griglia di questi vasi sanguigni (fare riferimento alla discussione su questo tema nella sezione precedente). Mentre il colesterolo "buono" HDL presenta infatti delle molecole abbastanza piccole da riuscire a lasciare il flusso ematico attraverso i normali capillari, le molecole più grandi di LDL e VLDL rimangono, più o meno, intrappolate nel sangue: come risultato di ciò, le concentrazioni di LDL e VLDL iniziano ad aumentare all'interno del sangue fino a raggiungere livelli che sembrano essere potenzialmente pericolosi per il corpo. Tuttavia, perfino questo scenario è semplicemente un aspetto dei diversi tentativi di sopravvivenza che l'organismo mette in atto, perché, comunque, il corpo necessita di colesterolo in eccesso per "suturare" il crescente numero di crepe e ferite che vengono a formarsi come risultato dell'accumulo di proteine in eccesso sulle pareti dei vasi sanguigni. Infine, quindi, il colesterolo "salvavita" inizia a occludere i vasi sanguigni e a diminuire l'apporto di ossigeno al cuore.

Oltre a questa complicanza, un ridotto flusso di bile indebolisce la digestione del cibo, in particolar modo dei grassi e, di conseguenza, il colesterolo disponibile non è sufficiente per le cellule del corpo e per i loro processi metabolici di base. Dal momento che le cellule epatiche non ricevono più quantità sufficienti di molecole LDL e VLDL, queste presuppongono che il sangue sia carente di questi tipi di colesterolo e stimolano le cellule epatiche ad aumentarne la produzione incrementando ulteriormente i livelli di colesterolo LDL e VLDL nel sangue.

Il colesterolo "cattivo" rimane intrappolato nell'apparato circolatorio poiché le sue vie di uscita, i dotti biliari e i sinusoidi epatici sono bloccati oppure danneggiati: la rete di capillari e le arterie fissano tanto colesterolo "cattivo" alle proprie pareti quanto è loro possibile fintanto che le arterie diventano rigide e dure.

Indipendentemente dal fatto che sia stata causata dal fumo, dall'abuso di bevande alcoliche, dall'ingestione di eccessive quantità di grassi, da stress o da qualsiasi altro fattore, una patologia coronarica solitamente non insorge a meno che non si rilevi la presenza di calcoli biliari all'interno dei dotti biliari epatici. Di conseguenza, la rimozione dei calcoli biliari dal fegato e dalla colecisti non previene solo un attacco di cuore o un ictus, ma si dimostra anche in grado di invertire il processo di patogenesi coronarica e di impedire danni al muscolo cardiaco. La risposta dell'organismo a situazioni di stress risulta quindi meno dannosa e i livelli di colesterolo iniziano a normalizzarsi nel momento in cui vengono rigenerati i lobuli epatici alterati e danneggiati. Al contrario, i farmaci che assumiamo allo scopo di ridurre il nostro livello di colesterolo non sono in grado di fare tutto questo: essi riducono artificialmente il livello di colesterolo del sangue e ciò costringe il fegato a produrre ancora più colesterolo. Tuttavia, quando il colesterolo in eccesso raggiunge i dotti biliari, esso mantiene il suo stato cristallino (rispetto a uno stato solubile) e, quindi, da origine ai calcoli biliari. I soggetti che fanno regolarmente uso di farmaci per abbassare il livello di colesterolo nel sangue solitamente sviluppano un numero eccessivamente elevato di calcoli biliari con conseguenti effetti collaterali rilevanti, tra cui il cancro e le patologie cardiache.

Il colesterolo costituisce una parte essenziale del normale funzionamento del sistema immunitario, in particolare per risposta dell'organismo ai milioni di cellule cancerogene che ogni individuo sviluppa quotidianamente nel proprio corpo. Per tutti i problemi legati allo stato di salute e associati al colesterolo, questa importante sostanza non rappresenta qualcosa che dovremmo cercare di eliminare dal nostro corpo: il colesterolo fa più bene che male e il male è, generalmente, sintomatico di altri problemi. Desidero sottolineare ancora una volta che il colesterolo "cattivo" si fissa alle pareti delle arterie solo per evitare problemi cardiaci immediati, non per crearli.

Questa tesi è confermata dal fatto che il colesterolo non si fissa mai alle pareti delle vene: per verificare i livelli di colesterolo nel vostro organismo, infatti, il vostro medico curante preleva un campione di sangue da una vena e non da un'arteria. Sebbene il flusso ematico sia più lento nelle vene che nelle arterie, il colesterolo dovrebbe ostruire le vene più facilmente rispetto alle arterie, ma, in realtà, questo non accade mai perché, semplicemente, non è necessario. Ma per quale motivo? In parole povere, sulle pareti di rivestimento interne delle vene non si aprono abrasioni o lacerazioni che richiedano di essere suturate: il colesterolo si fissa solo sulle pareti arteriose allo scopo di rivestire e ricoprire le abrasioni e proteggere il tessuto sottostante come un "bendaggio" impermeabile; al contrario, le vene non assorbono proteine nelle membrane basali come invece fanno i capillari e le arterie e, di conseguenza, non sono incline a questo tipo di lesioni.

Il colesterolo "cattivo" *salva* la vita, non la *toglie*! Il colesterolo LDL consente al sangue di scorrere attraverso i vasi sanguigni lesionati senza causare una condizione tale da mettere a repentaglio la vita dell'individuo stesso. La teoria secondo la quale un alto livello di LDL rappresenti una delle cause principali delle malattie coronariche non solo manca di prove e di fondamento scientifico, ma ha anche indotto l'opinione pubblica a ritenere che il colesterolo sia un nemico da combattere e distruggere ad ogni costo. In realtà, infatti gli studi condotti su esseri umani hanno dimostrato che non esiste una relazione di causa-effetto tra il colesterolo e le malattie cardiache, mentre numerosissimi studi condotti fino a questo momento nel tentativo di definire tale relazione hanno evidenziato esclusivamente che esiste una correlazione statistica tra i due la quale, peraltro, ha ragione di essere in quanto se non esistessero molecole di colesterolo "cattivo" a fissarsi alle arterie lesionate assisteremmo a milioni di casi di decesso in più dovuti ad attacchi cardiaci di quanti ne vengano registrati attualmente. D'altra parte, decine di studi definitivi hanno dimostrato che il rischio di malattie cardiache aumenta in modo significativo nei soggetti i cui livelli di HDL diminuiscono: un elevato livello di colesterolo LDL nel sangue non è la *causa* di una patologia cardiaca, bensì la *conseguenza* di uno scompenso epatico e di un apparato circolatorio congestionato e disidratato.

Se il vostro medico curante vi ha riferito che diminuendo il livello di colesterolo attraverso l'assunzione di farmaci sarete protetti dagli attacchi di cuore, siete stati seriamente ingannati. La medicina più prescritta in grado di diminuire il livello di colesterolo è il Lipitor e, a tale proposito, vi suggerisco di leggere attentamente le seguenti indicazioni pubblicate sul suo sito ufficiale:

"LIPITOR ® (atorvastatina-calcio) in compresse è un farmaco da vendersi dietro prescrizione medica che deve essere assunto in concomitanza a un regime alimentare controllato e mirato a ridurre il colesterolo. LIPITOR non può essere assunto da persone affette da patologie epatiche o con possibili problemi al fegato, da donne in allattamento, gravidanza o sospetta gravidanza. Non è dimostrato che LIPITOR sia in grado di prevenire patologie cardiache o attacchi di cuore.

"Informate immediatamente il vostro medico curante nel caso in cui, durante l'assunzione di LIPITOR, dovessero verificarsi insoliti attacchi algici muscolari e stati di debolezza, che potrebbero indicare l'insorgenza di gravi effetti collaterali; non dimenticate inoltre di informare il vostro di qualunque altri farmaci stiate assumendo allo scopo di evitare il manifestarsi di gravi interazioni farmacologiche…"

A questo punto la mia domanda sorge spontanea: "Perché mettere a repentaglio lo stato di salute o la vita di un individuo prescrivendo l'assunzione di un farmaco che non ha assolutamente effetto nel prevenire il problema per il quale è stato prescritto?". Il motivo per cui la diminuzione dei livelli di colesterolo non può *impedire* l'evoluzione di una patologia cardiaca è semplice: il colesterolo, in realtà, non ne è la *causa*.

La questione più importante da chiarire è come l'organismo utilizza il colesterolo e altri grassi: la capacità dell'organismo di digerire, trasformare e utilizzare questi grassi dipende da quanto i dotti biliari epatici sono puliti e privi di ostruzioni, perché quando il flusso biliare non è ostruito, ma, piuttosto, ben equilibrato, anche i livelli di LDL e di HDL lo sono e, di conseguenza, mantenere i dotti biliari aperti è il modo migliore per prevenire l'insorgere di patologie coronariche.

Condizioni di Circolazione Insufficiente, Ingrossamento del Cuore e della Milza, Vene Varicose, Congestione Linfatica, Scompensi Ormonali

I calcoli epatici possono causare condizioni di circolazione insufficiente, ingrossamento del cuore e della milza, vene varicose, vasi linfatici congestionati e scompenso ormonale. Quando i calcoli biliari raggiungono dimensioni tali da alterare in maniera sostanziale l'architettura strutturale dei lobuli (unità) epatici, il flusso ematico attraverso il fegato diventa sempre più difficoltoso aumentando, di conseguenza, la pressione sanguigna venosa non solo all'interno del fegato, ma anche in tutti gli organi e le aree del corpo che drenano il sangue venoso attraverso le relative vene nella vena portale del fegato. Un flusso ematico limitato nella vena portale del fegato causa congestioni specialmente nella milza, nello stomaco, nella terminazione distale dell'esofago, nel pancreas, nella cistifellea, nell'intestino tenue e crasso, provocandone l'ingrossamento e la riduzione della capacità di rimuovere i prodotti cellulari di scarto e ostruendo il relativo reticolo venoso.

Una **vena varicosa** è una vena dilatata al punto tale che le valvole non sono più in grado di chiudersi in maniera sufficiente da impedire al sangue di refluire: una considerevole pressione sulle vene presenti nel punto di intersezione di retto e ano all'interno dell'intestino crasso provoca, ad esempio, l'insorgere di

emorroidi. Altri luoghi dove comunemente possono venire a formarsi vene varicose sono le gambe, l'esofago e lo scroto: la dilatazione delle vene e delle *venule* (piccole vene) può tuttavia avvenire in qualunque parte del corpo e indica sempre la presenza di una forma di ostruzione del flusso ematico[2].

Uno flusso ematico insufficiente attraverso il fegato, inoltre, incide anche sul cuore: quando gli organi dell'apparato digestivo si indeboliscono a causa di un aumento della pressione venosa, essi si congestionano e iniziano ad accumulare prodotti tossici di scarto, tra cui i detriti delle cellule decomposte; di conseguenza, dovendo affrontare un carico di lavoro supplementare dovuto alla rimozione delle cellule ematiche danneggiate o logore, la milza si ingrossa rallentando ulteriormente la circolazione del sangue da e verso gli organi dell'apparato digestivo, **sottoponendo, quindi, il cuore a uno stress eccessivo, aumentando la pressione sanguigna e danneggiando i vasi sanguigni.** L'atrio destro del cuore riceve il sangue venoso proveniente dal fegato e da tutte le altre parti dell'organismo poste al di sotto dei polmoni attraverso la *vena cava inferiore*: ne risulta un sovraccarico dovuto a sostanze tossiche, a volte perfino infette, che provoca così un ingrossamento di questa parte del cuore.

Quasi tutti i tipi di patologie cardiache hanno una caratteristica in comune: una ostruzione del flusso ematico. Tuttavia, difficilmente si assiste a un'alterazione della circolazione sanguigna che, per verificarsi, deve essere preceduta da una considerevole congestione dei dotti biliari presenti nel fegato; i calcoli biliari che ostruiscono tali dotti riducono o addirittura interrompono l'irrorazione di sangue alle cellule epatiche e tale riduzione della quantità di sangue che passa attraverso il fegato incide sul flusso ematico di tutto l'organismo che, a sua volta, ha un effetto dannoso sul sistema linfatico.

---

[2]Prescritto dai medici tedeschi come valida alternativa alla chirurgia per la risoluzione del problema delle vene varicose, il rimedio erboristico a base di estratti di ippocastano (*horse chestnut seed (HCSE),* o *conkers*) risulta essere molto efficace nel trattamento delle cosiddette "gambe pesanti", delle emorroidi e dei crampi. In combinazione con un lavaggio epatico, del colon e dei reni, l'estratto di ippocastano contribuisce alla completa guarigione.

Il sistema linfatico, che è strettamente collegato al sistema immunitario, contribuisce a depurare l'organismo da pericolosi prodotti metabolici di scarto, da sostanze estranee e da detriti cellulari. Tutte le cellule rilasciano i prodotti di scarto nella soluzione da cui sono circondate, nota con il nome di *fluido extracellulare* o *tessuto connettivo*, dalla quale, a loro volta, assorbono le sostanze nutritive. Il livello di sostentamento e di efficienza delle cellule dipende dalla velocità con cui vengono rimossi i prodotti di scarto dal fluido extracellulare e, soprattutto, se ciò avviene in modo completo; considerando che la maggior parte di tali prodotti non è in grado di passare direttamente nel sangue per escrezione, questi si accumulano nel fluido extracellulare fino a quando non vengono rimossi e detossicati dal sistema linfatico. La sostanza potenzialmente pericolosa viene, quindi, filtrata e neutralizzata dai *linfonodi* localizzati in punti strategici dell'organismo. Una delle funzioni principali del sistema linfatico è quella di mantenere il fluido cellulare privo di sostanze tossiche e ciò lo rende uno degli apparati più importanti dell'organismo.

Come conseguenza di un flusso biliare limitato nel fegato e nella cistifellea, anche la capacità dell'intestino tenue di digerire correttamente il cibo si riduce permettendo a notevoli quantità di prodotti di scarto e di sostanze velenose, come la *cadaverina* e la *putrescina* (prodotti di decomposizione di cibi fermentati o putrefatti) di penetrare nei canali linfatici. Queste tossine, insieme ai grassi e alle proteine, penetrano nei vasi linfatici presenti nell'organismo in dimensioni maggiori, i cosiddetti *dotti toracici*, all'altezza della *cisterna di Pecquet,* una dilatazione linfatica (a forma di sacca) situata di fronte alle prime due vertebre lombari (vedere **Figura 9**).

Le tossine, gli antigeni e le proteine non digerite di origine animale, tra cui pesce, carne, uova e latticini, causano il rigonfiamento e l'infiammazione di questi sacchi linfatici. Quando le cellule di un animale vengono danneggiate o muoiono, ovvero qualche secondo dopo il suo decesso, le strutture delle loro proteine vengono decomposte da enzimi cellulari: queste proteine, chiamate "degenerate", sono inutili per il corpo e diventano pericolose a meno che non vengano immediatamente rimosse dal sistema linfatico; la loro presenza, di solito, favorisce una più intensa attività microbica: virus, funghi e batteri prosperano sui prodotti di scarto e, in alcuni casi, portano all'insorgere di reazioni allergiche.

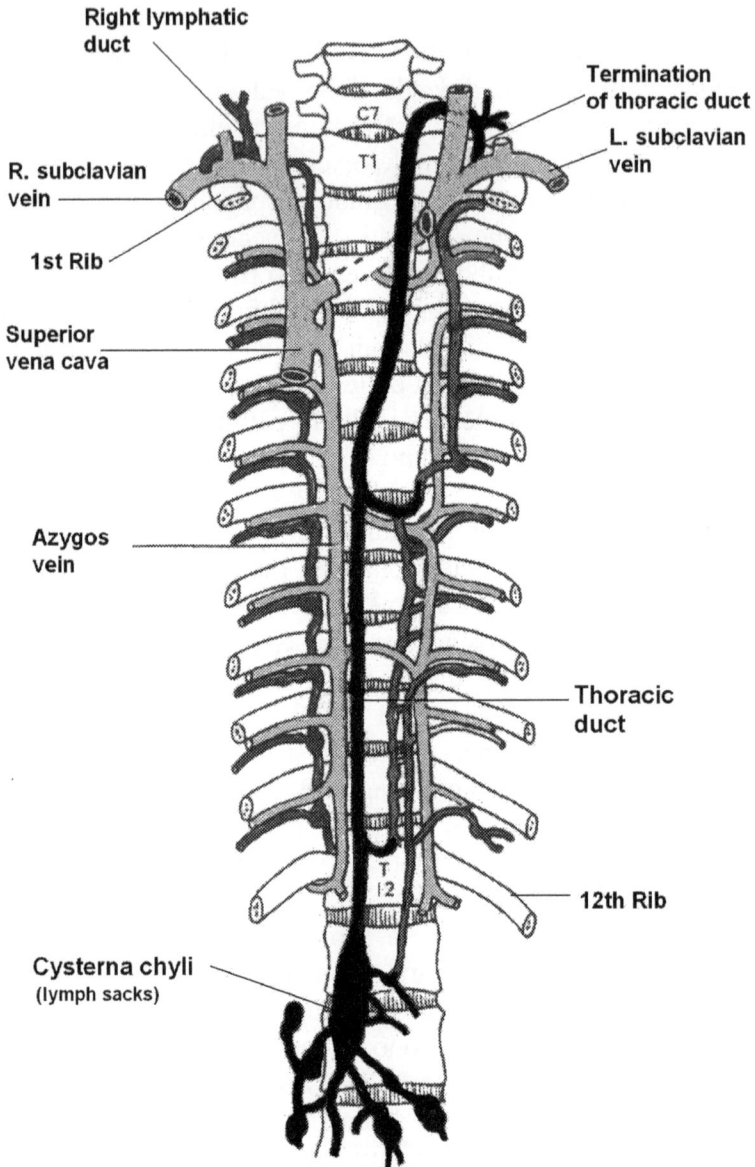

Figura 9: Cisterna di Pecquet e dotto toracico

Quando un sacco linfatico è congestionato, le proteine cellulari "degenerate" del corpo non possono più essere adeguatamente eliminate causando, così, un **linfedema**: sdraiati sul dorso, gli edemi linfatici possono essere avvertiti come noduli duri, delle dimensioni di un pugno, posizionati nell'area all'altezza dell'ombelico. Questi "sassi" sono una delle principali cause del **mal di schiena accusato a livello lombare e toracico** e del **rigonfiamento addominale** e, in realtà, anche della maggior parte dei sintomi di uno stato di salute cagionevole. La maggior parte dei soggetti con pancetta prominente, considerano questa estensione addominale solo un innocuo fastidio o una conseguenza naturale dell'invecchiamento senza rendersi conto che stanno alimentando una "bomba ad orologeria" vivente che potrebbe esplodere da un momento all'altro e colpire parti vitali dell'organismo.

L'80% del sistema linfatico è associato agli intestini e ciò rende quest'area del corpo il maggior centro dell'attività immunitaria. Questa non è assolutamente una coincidenza: la zona dell'organismo dove vengono combattuti o generati la maggior parte degli agenti patologici è, infatti, il tratto intestinale e qualsiasi linfedema o altro tipo di ostruzione in questa parte importante del sistema linfatico può provocare complicanze potenzialmente gravi in altre parti del corpo.

In prossimità di un dotto linfatico ostruito, ovunque esso si trovi, si assiste anche a un accumulo di linfa. Di conseguenza, i linfonodi situati in quell'area non sono più in grado di neutralizzare o detossicare in modo adeguato i fagociti vivi e morti, e i relativi microbi ingeriti, le cellule connettive logore e quelle danneggiate dalla malattia, i prodotti di fermentazione, i pesticidi presenti nel cibo, le particelle tossiche congestionate o inalate, le cellule derivate da tumori maligni e le milioni di cellule cancerogene che ogni singolo individuo sano produce ogni giorno. Tale eliminazione, se incompleta, può portare all'infiammazione, all'ingrossamento e alla congestione dei linfonodi in conseguenza delle quali le sostanze infette possono penetrare nel flusso ematico causando un avvelenamento settico o gravi patologie. Nella maggior parte dei casi, tuttavia, il blocco del flusso linfatico avviene lentamente, senza che si presentino sintomi diversi dal semplice gonfiore di addome, mani, braccia, pied, caviglie, viso e occhi, condizioni che vengono spesso associate al fenomeno della "ritenzione idrica", in ogni caso precursore di malattie croniche.

Un'ostruzione linfatica continuativa, di solito, porta a condizioni croniche: quasi ogni malattia cronica risulta dalla congestione della Cisterna di Pecquet e del dotto toracico che drena questa cisterna, il quale, a sua volta, si intasa perché sovraccaricato dall'afflusso costante di sostanze tossiche. Il dotto toracico è collegato a numerosi altri dotti linfatici (vedere **Figura 9 e 10**) che riversano i propri prodotti di scarto nel "canale di scolo" toracico. Considerando che il dotto toracico deve rimuovere l'85% dello scarto cellulare giornaliero dell'organismo così come altre sostanze tossiche, un suo blocco causa un reflusso dei prodotti di scarto in altre parti più distanti del corpo.

Quando i prodotti di scarto metabolici, generati giornalmente, e i detriti cellulari non vengono rimossi da un'area dell'organismo per un certo periodo di tempo, iniziano a manifestarsi i sintomi della malattia. Quelli che seguono sono solo pochi esempi di indicatori patologici che possono risultare direttamente da una congestione linfatica cronica localizzata: **obesità, cisti all'utero e nelle ovaie, ingrossamento della prostata, reumatismi delle articolazioni, ingrossamento della parte sinistra del cuore, insufficienza cardiaca congestizia, bronchi e polmoni congestionati, ingrossamento del collo, rigidità del collo e delle spalle, mal di schiena, mal di testa, emicranie, capogiri, vertigini, ronzio nelle orecchie, mal di orecchie, sordità, forfora, raffreddori frequenti, sinusite, raffreddore da fieno, alcuni tipi di asma, infossamento della tiroide, disturbi agli occhi, indebolimento della vista, rigonfiamento del seno, cancro alla mammella, problemi renali, mal di schiena a livello lombare, gonfiore di gambe e caviglie, scogliosi, disturbi mentali, perdita di memoria, problemi di stomaco, ingrossamento della milza, sindrome dell'intestino irritabile, ernia, polipi al colon, ecc.**

Il dotto toracico riversa i propri contenuti nella *vena succlavia* sinistra situata alla base del collo, la quale si inserisce nella *vena cava superiore,* che conduce direttamente alla parte sinistra del cuore. Oltre a bloccare un corretto drenaggio linfatico da questi organi o parti dell'organismo, la congestione all'interno della

Cisterna di Pecquet e del dotto toracico consente di trasportare sostanze tossiche al cuore e alle arterie coronariche, sottoponendo, di conseguenza, il cuore stesso a uno stress eccessivo; inoltre, tale congestione consente a queste tossine e agli agenti patogenici di penetrare nella circolazione sanguigna generale e di diffondersi in altre parti del corpo. Raramente esiste una malattia che non sia causata da un'ostruzione linfatica: nella maggior parte dei casi, il blocco linfatico, infatti, ha la sua origine in un fegato congestionato (le cause dei calcoli epatici saranno discusse nel Capitolo seguente) e, nei casi più estremi, tale condizione può risultare in un **linfoma** o **cancro dei linfonodi,** tra cui **il morbo di Hodgkin** è il tipo più diffuso.

Quando l'apparato circolatorio inizia a funzionare male in conseguenza della presenza di calcoli epatici, anche il *sistema endocrino* inizia a soffrire. Le ghiandole endocrine, infatti, producono ormoni che passano direttamente dalle cellule ghiandolari al flusso ematico dove influenzano l'attività, la crescita e il nutrimento dell'organismo. Le ghiandole che più spesso vengono colpite da congestione sono la tiroide, la paratiroide, la corteccia surrenale, le ovaie e i testicoli, mentre una considerevole ostruzione della funzionalità circolatoria porta a secrezioni di ormoni non più equilibrati (scompenso ormonale) da parte delle *Isole di Langerhans* site nel pancreas e nelle ghiandole *pineale* e *pituitaria.*

La congestione del sangue, caratterizzata da un ispessimento del fluido ematico, impedisce agli ormoni di raggiungere, in quantità sufficiente e al momento giusto, la propria destinazione all'interno dell'organismo con una conseguente *ipersecrezione* (sovrapproduzione) di ormoni da parte delle ghiandole. Quando, al contrario, il drenaggio ghiandolare non è sufficiente, le ghiandole stesse si congestionato provocando una *iposecrezione* (mancanza) di ormoni. Diversi sono i disturbi legati a scompensi delle ghiandole tiroidee, tra cui: **gozzo tossico, malattia di Graves, cretinismo, missoedema, tumori della tiroide e ipoparatiroidismo** che riduce l'assorbimento del calcio e causa **cataratte, scompensi comportamentali** e **demenza.** Un insufficiente assorbimento di calcio, da solo, è responsabile dell'insorgere di numerose patologie, tra cui **l'osteoporosi** (la perdita di densità ossea), mentre nel caso in cui problemi circolatori alterino la normale secrezione di insulina nelle isole pancreatiche di Langerhans, insorge il **diabete.**

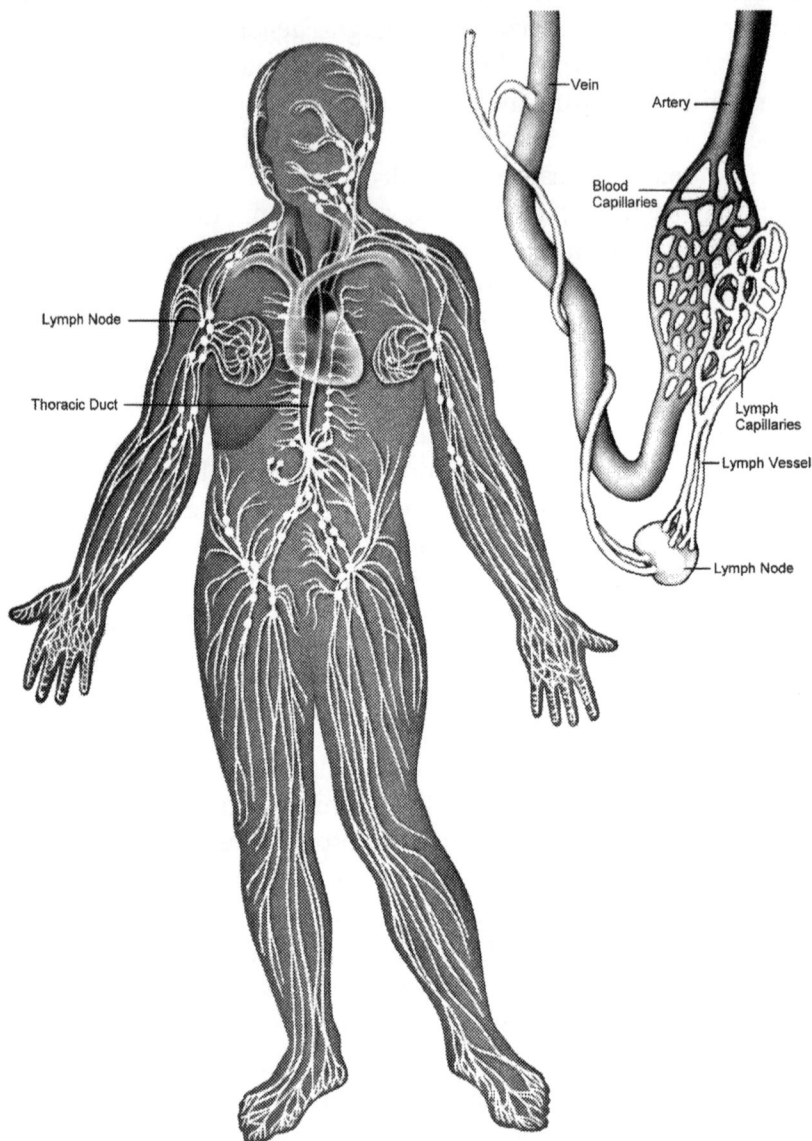

Figura 10: Sistema linfatico e linfonodo

I calcoli epatici possono forzare le cellule del fegato a ridurre la sintesi delle proteine che, a sua volta, sollecita le ghiandole surrenali a produrre elevate quantità di *cortisolo,* un ormone che stimola la sintesi proteica. Una eccessiva produzione di *cortisolo* nel sangue produce **atrofia del tessuto linfonodale** e una **risposta immunitaria depressa** considerata la causa principale del cancro e di molte altre gravi patologie. Uno scompenso nella secrezione di ormoni surrenali può portare all'insorgere di una grande varietà di disturbi poiché causa una **risposta febbrile** indebolita e a una **ridotta sintesi proteica:** le proteine rappresentano, infatti, i principali blocchi strutturali delle cellule connettive, ormonali, ecc. Il fegato è in grado di produrre diversi ormoni che determinano la crescita e il mantenimento corretto del corpo.

Il fegato inibisce anche la produzione di determinati ormoni, tra cui *insulina, glucagone, cortisolo, aldosterone, ormoni sessuali* e *della tiroide,* di conseguenza la presenza di calcoli epatici indebolisce questa funzione vitale aumentando, così, la concentrazione degli ormoni nel sangue; uno scompenso ormonale è una condizione piuttosto grave che può presentarsi facilmente quando i calcoli epatici alterano le principali vie ematiche che, al contempo, sono anche vie ormonali.

Ovviamente non sussiste patologia quando il flusso sanguigno e linfatico non presentano ostruzioni e sono normali; sia i problemi legati all'aspetto circolatorio sia quelli linfatici, possono essere eliminati con successo attraverso una serie di lavaggi epatici, ma è anche possibile prevenirli seguendo un regime alimentare e uno stile di vita equilibrati.

Patologie dell'Apparato Respiratorio

Lo stato di salute mentale e fisico di un individuo dipende dall'efficacia e dalla vitalità delle cellule dell'organismo: la maggior parte dell'energia necessaria alle cellule per svolgere le proprie attività proviene infatti da reazioni chimiche che possono verificarsi solo in presenza di ossigeno con la conseguente produzione di anidride carbonica quale prodotto di scarto. L'apparato respiratorio, quindi, è costituito da due percorsi, uno per immettere ossigeno nell'organismo e l'altro per espellere anidride carbonica, che permettono lo scambio dei due gas tra i polmoni e le cellule grazie all'intervento del sangue che funge da sistema di trasporto.

I calcoli epatici possono indebolire le funzioni respiratorie e, di conseguenza, causare **allergie, disturbi al naso e alle cavità nasali, e patologie bronchiali e polmonari.** Quando i calcoli biliari alterano la struttura e la funzionalità dei lobuli (unità) epatici, la capacità di depurazione del sangue che caratterizza il fegato, l'intestino tenue, il sistema linfatico e il sistema immunitario si indebolisce: i prodotti di scarto e le sostanze tossiche, normalmente rese innocue da questi organi e apparati, iniziano a penetrare nel muscolo cardiaco, nei polmoni, nei bronchi e nelle altre vie respiratorie, in conseguenza a cui la costante esposizione ad agenti irritanti diminuisce la resistenza dell'apparato respiratorio a tali agenti. La congestione linfatica nella regione addominale, in particolare nella Cisterna di Pecquet e nel dotto toracico, ostacola il corretto drenaggio linfatico da parte degli organi respiratori: la maggior parte dei disturbi respiratori, infatti, insorge proprio come conseguenza di tali blocchi linfatici.

La **polmonite** insorge quando le misure protettive dell'organismo non sono più in grado di impedire che i microbi inalati o introdotti a mezzo del sangue raggiungano e colonizzino i polmoni. I calcoli biliari celano microbi nocivi e altamente tossici, sostanze irritanti che possono penetrare nel sangue attraverso le aree del fegato che sono state in qualche modo danneggiate. Quindi, i calcoli biliari costituiscono una fonte costante di immunosoppressione che rende l'organismo, e in particolar modo il tratto respiratorio superiore, suscettibile a fattori interni ed esterni che causano l'insorgere di malattie; tra tali fattori ricordiamo i microbi aerei ed ematici (ritenuti la causa della polmonite), il fumo di sigaretta, le bevande alcoliche, i raggi X, i corticosteroidi, gli allergeni, gli antigeni, le sostanze inquinanti comuni, ecc.

Ulteriori complicanze respiratorie insorgono quando alcune manciate di calcoli biliari accumulatisi all'interno dei dotti biliari epatici causa un ingrossamento del fegato: quest'organo, infatti, è situato nella cavità addominale superiore e si estende per quasi tutta la larghezza del corpo; le sue superfici anteriore e superiore sono lisce e incurvate per meglio potersi adattare sotto la superficie del diaframma; quando si ingrossa, di conseguenza, il fegato ostruisce il movimento del diaframma e impedisce ai polmoni di estendersi per raggiungere la rispettiva normale capacità durante l'inalazione. Al contrario, un fegato sano consente ai polmoni di allargarsi nella regione addominale facendo pressione sull'addome il quale si sposta in avanti, come si può osservare, soprattutto, nei neonati sani. A seguito di un'aumentata espansione dell'addome durante la fase inalatoria, il sangue e la linfa vengono compressi verso l'alto in direzione del cuore mantenendo una corretta circolazione; tuttavia, un fegato ingrossato impedisce un'estensione completa del diaframma e dei polmoni causando una riduzione dello scambio gassoso all'interno di questi ultimi, congestione linfatica e la ritenzione di eccessive quantità di anidride carbonica nei polmoni stessi; di conseguenza, una ridotta inspirazione di ossigeno influisce sulle funzioni cellulari di tutto l'organismo.

La maggior parte delle persone che vive nei paesi industrializzati presenta un fegato ingrossato, quindi, quello che generalmente viene considerato un fegato di "dimensioni normali" è, in realtà, un fegato già ingrossato il quale, però, sottoponendosi a una serie di lavaggi epatici, può tornare alle sue dimensioni originali nell'arco di sei mesi circa.

Quasi tutte le malattie che colpiscono i polmoni, i bronchi e le vie respiratorie superiori sono causate o aggravate dalla presenza di calcoli al fegato e possono essere attenuate o curate eliminando questi calcoli attraverso lavaggi epatici.

Patologie dell'Apparato Urinario

L'*apparato urinario* è un sistema escretore molto importante dell'organismo: è costituito da due *reni*, che formano ed espellono urina, due *ureteri*, che hanno il compito di far confluire nella vescica l'urina proveniente dai reni, una *vescica urinaria*, che raccoglie e conserva temporaneamente l'urina, e l'*uretra* che scarica l'urina presente nella vescica tramite la sua espulsione dal corpo (vedere **Figura 11**). Un funzionamento regolare

49

dell'apparato urinario è essenziale per il mantenimento del corretto equilibrio tra acqua e sostanze in essa disciolte, così come tra livelli di acidità e alcalinità. Inoltre, questo sistema è coinvolto, ad esempio, nello smaltimento dei prodotti di scarto risultanti dalla decomposizione (catabolismo) delle proteine cellulari all'interno del fegato.

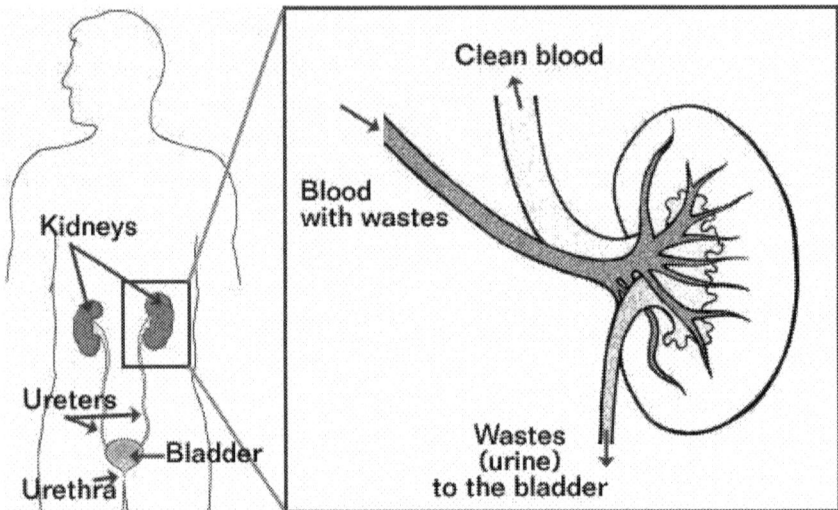

Figura 11: L'Apparato Urinario

La maggior parte delle malattie che colpiscono i reni o altre parti dell'apparato urinario sono associate a uno squilibrio del processo di *filtraggio semplice* nei reni: ogni giorno nei reni si formano circa 100-150 litri di sostanze filtrate diluite, di cui 1-1,5 litri vengono espulsi tramite l'urina stessa. Ad eccezione delle cellule ematiche, delle piastrine e delle proteine ematiche, tutti gli altri costituenti del sangue devono quindi passare attraverso i reni, ma una scarsa funzionalità dell'apparato digerente e, in particolar modo, del fegato altera e indebolisce questo processo di filtraggio.

I calcoli biliari nel fegato e nella colecisti riducono la quantità di bile secreta necessaria alla corretta digestione dei cibi: la maggior parte dei cibi non digeriti, infatti, inizia a fermentare e a putrefarsi rilasciando sostanze di scarto tossiche nel sangue e nella linfa. Solitamente le normali escrezioni dell'organismo, quali le urine, il sudore, i gas e le feci, non contengono prodotti di scarto che possono dare origine all'insorgere di malattie: ciò è reale almeno, logicamente, fintanto che i passaggi utilizzati per l'eliminazione di tali sostanze rimangono puliti e non ostruiti. Gli agenti patogenici consistono in molecole piccolissime che compaiono nel sangue e nella linfa e che possono essere individuate esclusivamente tramite l'utilizzo di potenti microscopi elettronici.

Queste molecole esercitano una potente azione acidificante sul sangue e per evitare malattie che possono mettere a repentaglio la vita dell'individuo e l'insorgere di stati comatosi, il sangue deve liberarsi di queste minuscole tossine. Di conseguenza, esso scarica questi intrusi indesiderati nel tessuto connettivo, una sostanza fluida dalla consistenza simile a un gel (linfa) che circonda le cellule e nel quale sono "immerse". In circostanze normali, il corpo sa come gestire i prodotti acidi di scarto depositati nel tessuto connettivo, rilasciando un prodotto alcalino, il *bicarbonato di sodio* $NaHCO_3$, nel sangue il quale è in grado di rintracciare e neutralizzare le tossine acide e di eliminarle attraverso gli organi escretori. Questo sistema di emergenza, tuttavia, inizia a venir meno quando le tossine si depositano più velocemente di quanto il sistema stesso non sia in grado di reperirle ed eliminarle. Di conseguenza il tessuto connettivo può diventare denso quanto una sostanza gelatinosa impedendo alle sostanze nutrienti, all'acqua e all'ossigeno di passare liberamente, portando quindi le cellule degli organi a soffrire di malnutrizione, disidratazione e mancanza di ossigeno.

Alcuni dei maggiori componenti acidi sono le proteine provenienti dai cibi animali: la presenza di calcoli epatici inibisce la capacità del fegato di decomporre tali proteine, le quali, quando sono in eccesso, vengono temporaneamente conservate all'interno del tessuto connettivo e, successivamente, trasformate in fibra di collagene che si forma nelle membrane basali delle pareti dei capillari, provocandone un ispessimento dieci volte superiore rispetto al livello normale. Una situazione simile si verifica anche nelle arterie: dal momento che le pareti dei vasi sanguigni sono sempre più congestionate, poche proteine riescono a sfuggire al flusso ematico causando un ispessimento del sangue che rende

51

sempre più difficile il suo filtraggio da parte dei reni. Al contempo, si congestionano anche le membrane basali dei vasi sanguigni che irrorano i reni e, poiché questo risulta essere un processo continuo, la **pressione sanguigna** inizia ad aumentare e l'attività generale del rene si riduce: infatti quantità sempre maggiori di prodotti metabolici di scarto espulsi dalle cellule renali e normalmente eliminati tramite i vasi sanguigni venosi e i dotti linfatici sono trattenuti aumentando lo spessore delle membrane cellulari.

I reni risultano sovraccaricati dalla messa in atto di tutti questi processi, e non sono più in grado di mantenere il normale equilibrio del fluido e dell'elettrolite. Inoltre, possono verificarsi precipitazioni di componenti urinari che si trasformano in cristalli e calcoli di vario tipo e dimensione (vedere **Figura 12a**). I **calcoli da acidi urici,** ad esempio, si formano quando la concentrazione di acidi urici nelle urine supera il livello di 2-4 mg %, una quantità considerata nei limiti di tolleranza fino alla metà degli anni Sessanta. L'acido urico è un sottoprodotto della decomposizione delle proteine all'interno del fegato e, dal momento che il consumo di carne è aumentato considerevolmente in quel periodo, il livello definito "nella norma" è stato alzato a 7,5 mg %. Tuttavia, questo adeguamento non rende l'acido urico meno pericoloso per il nostro organismo e i calcoli che si vengono a formare in seguito alla presenza di una quantità eccessiva di tale acido (vedere anche "Calcoli della vescica" nella **Figura 12b**) possono causare **ostruzione alle vie urinarie, infezioni renali** e, infine, **insufficienza renale.**

Con il protrarsi della condizioni di privazione delle sostanze nutritive vitali, compreso l'ossigeno, nelle cellule renali è possibile assistere allo sviluppo di tumori maligni; inoltre, i cristalli di acido urico che non vengono eliminati dai reni possono insediarsi nelle articolazioni e causare reumatismi, gotta e ritenzione idrica.

I sintomi dell'imminente occorrenza di un disturbo renale sono spesso ingannevolmente lievi rispetto alla potenziale gravità di una patologia renale: i più comuni e visibili sono anormali modifiche del volume, della frequenza e del colorito delle urine, solitamente accompagnate da gonfiore al viso e alle caviglie, e dolore nella parte superiore della schiena. Se la patologia progredisce ulteriormente, si presentano visione sfocata, senso di stanchezza, calo del rendimento e nausea. Tuttavia, altri sintomi possono indicare un malfunzionamento dei reni; tra questi: **pressione sanguigna elevata, pressione sanguigna ridotta, dolore che si sposta dall'alto al basso dell'addome, urina di colore marrone scuro, dolore alla schiena appena sopra la vita, sete eccessiva, aumento dell'orinazione, particolarmente durante le ore notturne, una quantità di urina inferiore a 500ml al giorno, sensazione di vescica piena e dolore al passaggio delle urine, pigmentazione cutanea più scura e più secca, caviglie gonfie la notte, occhi gonfi al mattino, lividi ed emorragie.**

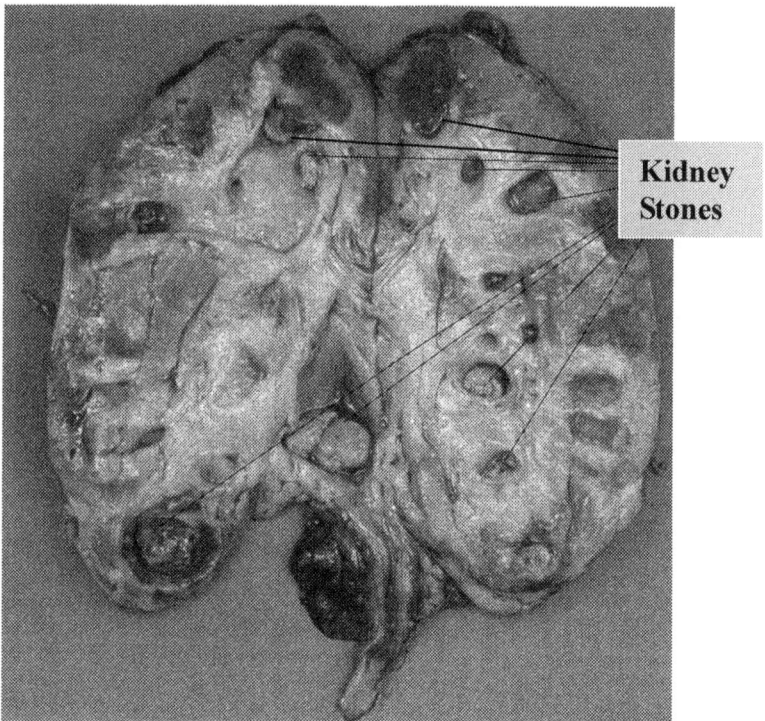

Figura 12a: Calcoli incassati in un rene.

Tutti i principali disturbi dall'apparato urinario sono causati da sangue intossicato: in altre parole, da sangue pervaso da piccolissime molecole di prodotti di scarto e quantità eccessive di proteine. I calcoli epatici indeboliscono il normale svolgimento dei processi digestivi, causano una congestione ematica e linfatica, e alterano la funzionalità dell'intero apparato circolatorio e urinario. Rimuovendo i calcoli biliari, l'apparato urinario ha la possibilità di recuperare, di liberarsi dalle tossine accumulate, dai calcoli, ecc. e di mantenere l'equilibrio tra il fluido e la normale pressione sanguigna: una condizione necessaria affinché tutti i processi del corpo funzionino in modo regolare ed efficiente che potrebbe anche essere accompagnata dalla necessità impellente di procedere a una detossicazione dei reni (vedere il paragrafo *La Detossicazione Renale* al capitolo 5).

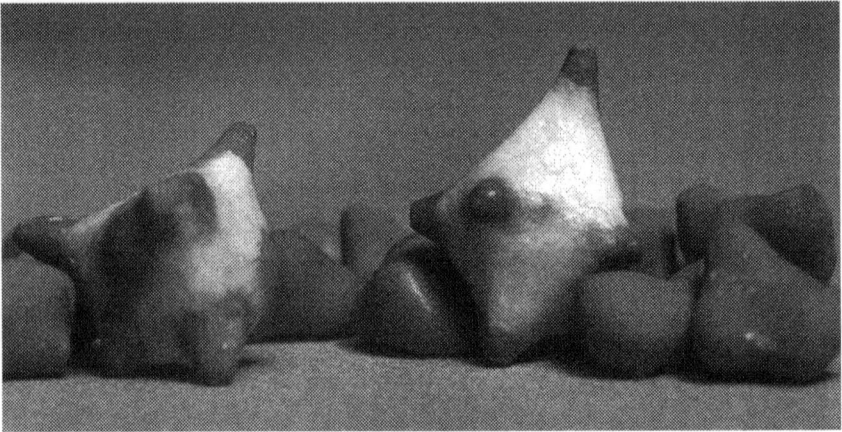

Figura 12b: Calcoli della vescica urinaria.

Patologie del Sistema Nervoso

Ogni vita è interamente regolata dal modo in cui ci sentiamo: la nostra personalità, il nostro comportamento, le nostre interazioni con gli altri, gli umori, i desideri, la pazienza, il livello di tolleranza e molto altro sono fortemente influenzati dallo stato di salute del nostro sistema nervoso. Con i ritmi frenetici imposti dalla vita quotidiana, oggi siamo continuamente esposti a una molteplicità di condizioni che scombussolano il nostro organismo: il cervello rappresenta il centro di controllo dell'intero corpo, di conseguenza se non riceve un nutrimento appropriato, la nostra vita può diventare un vero e proprio disastro fisico ed emotivo.

Le cellule cerebrali sono particolarmente abili a produrre la quantità di sostanze chimiche a loro necessarie se ricevono le sostanze nutritive necessarie per produrli. Sebbene l'agricoltura intensiva moderna abbia impoverito la maggior parte dei terreni delle loro sostanze nutritive (vedere *Assumete Sali Minerali Ionici Essenziali*, Capitolo 5), gran parte delle carenze relative a tali sostanze è causata, soprattutto, da una insufficiente attività dell'apparato digerente e, in particolare, del fegato. La mancanza di tali sostanze nutritive può ostacolare la capacità del nostro cervello di produrre le sostanze chimiche necessarie che gli permettono di funzionare in modo ottimale.

Tuttavia, il cervello è in grado di svolgere la sua attività sul lungo periodo nonostante un apporto inferiore di sostanze nutritive: questo, però, si riflette ovviamente su uno stato di salute cagionevole, affaticamento, mancanza di energia, sbalzi di umore, malattie, dolori e malessere generale; inoltre, talune mancanze si manifestano con l'insorgere di malattie mentali.

Il sistema nervoso, che comprende il cervello, il midollo spinale, i nervi spinali e cranici e le funzioni automatiche, dipende prevalentemente dalla qualità del sangue, il quale è essenzialmente composto da plasma, un fluido trasparente e paglierino, e cellule. I costituenti del plasma sono acqua, proteine del plasma, sali minerali, ormoni, vitamine, sostanze nutritive, prodotti organici di scarto, anticorpi e gas. Esistono tre varietà di cellule ematiche: i globuli bianchi (*leucociti*), i globuli rossi (*eritrociti*) e le piastrine (*trombociti*); qualsiasi cambiamento anomalo nel sangue influisce sul sistema nervoso.

Tutti e tre i tipi di cellule ematiche si vengono a formare nel midollo osseo rosso che viene nutrito e mantenuto vitale dalle sostanze nutritive fornite dall'apparato digerente. I calcoli epatici interferiscono con la digestione e l'assimilazione dei cibi, una condizione che carica il plasma di eccessive quantità di prodotti di scarto e riduce le quantità di sostanze nutritive fornite al midollo osseo rosso, il quale, a sua volta, altera l'equilibrio dei costituenti delle cellule ematiche e i percorsi ormonali, e provoca risposte anomale da parte dello stesso sistema nervoso. La maggior parte delle malattie che colpiscono il sistema nervoso ha origine da un sangue non adeguatamente formato e nutrito e generato da un fegato non funzionante.

Ognuna delle numerose funzioni epatiche registra un effetto diretto sul sistema nervoso e, in particolare, sul cervello: le cellule epatiche, infatti, convertono il glicogene (zucchero complesso) in glucosio che, insieme all'ossigeno e all'acqua, è la principale sostanza nutritiva del sistema nervoso in quanto fornisce la maggior parte del suo fabbisogno di energia. Sebbene costituisca solo un cinquantesimo del peso corporeo, poi, il cervello contiene circa un quinto del volume totale di sangue in circolazione nel corpo e utilizza una grande quantità di glucosio. I calcoli epatici riducono notevolmente l'approvvigionamento di glucosio al cervello e al resto del sistema nervoso, e tale condizione può sfociare in un effetto negativo sull'attività degli organi, dei sensi e della mente. Gli stadi iniziali dello scompenso evidenziano una sintomatologia prevalentemente incentrata su un forte desiderio di cibo, soprattutto di dolci e cibi ricchi di amido, e frequenti sbalzi di umore o stress emotivo.

Il fegato, inoltre, genera le proteine del plasma e la maggior parte dei fattori di coagulazione del sangue dagli aminoacidi disponibili: questa funzione si riduce sempre più in presenza di calcoli biliari. Se la produzione dei fattori di coagulazione diminuisce in maniera sostanziale, il livello di piastrine si riduce di conseguenza provocando possibili emorragie spontanee dei capillari o **patologie emorragiche.** Se l'emorragia si verifica all'interno del cervello, questa può causare la distruzione dei tessuti cerebrali, la paralisi o addirittura il decesso. La gravità dell'emorragia può essere determinata da cause come l'ipertensione e l'abuso di bevande alcoliche. Il livello di piastrine, inoltre, diminuisce quando la produzione di nuove cellule non procede di pari passo con la distruzione delle cellule danneggiate o logore, una condizione che si presenta nel fegato quando i calcoli biliari riducono l'irrorazione del sangue alle cellule epatiche.

Anche la Vitamina K è essenziale per la sintesi dei principali fattori di coagulazione ematica: si tratta di una vitamina liposolubile contenuta nel fegato e per il cui assorbimento sono necessari i sali biliari presenti nel colon. La Vitamina K diventa quantitativamente insufficiente quando i calcoli biliari nel fegato e nella colecisti ostruiscono il flusso biliare causando, quindi, un insufficiente assorbimento dei grassi.

Come precedentemente esposto, il fegato può causare disturbi al sistema vascolare: quando il sangue si modifica e diventa più denso, i vasi sanguigni iniziano a indurirsi e a danneggiarsi. Se si forma un coagulo di sangue all'interno di un'arteria lesionata, una parte del coagulo stesso di sangue (*embolo*) può posizionarsi in una piccola arteria distante dalla lesione e ostruire il flusso ematico causando un'**ischemia** e un **infarto**; se l'infarto si verifica in un'arteria cerebrale il soggetto viene colpito da **ictus.**

Tutti i disturbi circolatori registrano ripercussioni sul cervello e sul resto del sistema nervoso: l'alterazione delle funzioni epatiche, in particolare, colpisce gli *astrociti*, cellule che costituiscono il principale tessuto di supporto del sistema nervoso centrale. Tale condizione è caratterizzata da apatia, disorientamento, delirio, rigidità muscolare e coma. I prodotti di scarto batterici azotati assorbiti dal colon e normalmente detossicati dal fegato, raggiungono le cellule cerebrali attraverso il flusso ematico, mentre altri prodotti metabolici di scarto, come l'ammoniaca, possono addensarsi in concentrazioni tossiche e, di conseguenza, modificare la permeabilità dei vasi sanguigni nel cervello e ridurre l'efficacia della barriera sangue-cervello, consentendo a diverse sostanze dannose di penetrare nel cervello e, quindi, di causare ulteriori danni.

Se i neuroni del cervello non ricevono più un adeguato nutrimento, il tessuto neurale si atrofizza causando l'insorgere di **demenza** o della **sindrome di Alzheimer.** Nel caso in cui non ricevano sufficiente nutrimento i neuroni, responsabili della produzione di *dopamina*, un ormone cerebrale e neurotrasmettitore, assistiamo all'insorgere della **sindrome di Parkinson**, mentre la **Sclerosi Multipla (SM)** si manifesta quando risultano malnutrite le cellule che producono *mielina*, una guaina di sostanza grassa che circonda la maggior parte dei neuriti delle cellule nervose: la guaina di mielina, infatti, si riduce in spessore e i neuriti vengono danneggiati.

Il fegato controlla la digestione, l'assorbimento e il metabolismo delle sostanze grasse nell'organismo; i calcoli epatici interferiscono con il metabolismo dei grassi e incidono sui livelli di colesterolo nel sangue: il *colesterolo* costituisce un componente essenziale di tutte le cellule del nostro organismo ed è necessario per ogni processo metabolico. Il cervello umano è composto da oltre il 10% di colesterolo puro (completamente privo di acqua) che risulta importante per lo sviluppo e la funzionalità cerebrale e allo scopo di proteggere i nervi da eventuali danni o lesioni. Uno scompenso dei grassi nel sangue può influire in maniera sostanziale sul sistema nervoso e, di conseguenza, causare quasi ogni tipo di patologia che può colpire il nostro organismo. La rimozione dei calcoli biliari dal fegato e dalla colecisti aumenta l'approvvigionamento di sostanze nutrienti a tutte le cellule, ringiovanendo, conseguentemente, il sistema nervoso e migliorando tutte le funzioni dell'organismo stesso.

Patologie Ossee

Sebbene le ossa costituiscano il tessuto più compatto del nostro organismo, esso è, tuttavia particolarmente vivo: il tessuto osseo umano è costituito da acqua (20%), materia organica (30-40% - ad esempio le cellule viventi), e materia inorganica (40-50% - ad esempio il calcio), e contiene molti vasi sanguigni e linfatici e terminazioni nervose. Le cellule responsabili di una equilibrata crescita ossea sono gli *osteoblasti* e gli *osteoclasti*: gli osteoblasti sono le cellule che formano le ossa, mentre gli osteoclasti sono responsabili del riassorbimento osseo allo scopo di mantenerne una forma ottimale. Un terzo gruppo di cellule, note come *condrociti,* entra in gioco nel processo di formazione della cartilagine, mentre il midollo osseo rosso, che produce globuli rossi e bianchi, è situato nella parte meno densa dell'osso, chiamata *osso spugnoso.*

La maggior parte delle patologie ossee insorge quando le cellule ossee non ricevono più abbastanza nutrimento: i calcoli epatici causano sempre una congestione linfatica nel tratto intestinale e, di conseguenza, in altre parti dell'organismo (vedere *Patologie dell'Apparato Circolatorio*). Una buon stato di salute ossea è il prodotto della condizione di equilibrio che mantenuto tra le funzioni assolte dagli osteoblasti e quelle assolte dagli osteoclasti. Questo delicato equilibrio risulta alterato quando un insufficiente apporto di sostanze nutritive diminuisce la produzione di nuovo tessuto osseo da parte degli *osteoblasti*. L'**osteoporosi** è il risultato di una riduzione della quantità di tessuto osseo in quanto la crescita del nuovo tessuto non procede di pari passo con la distruzione del vecchio. L'osso *spugnoso* è solitamente colpito da questa patologia prima che la stessa intacchi il *tessuto osseo compatto* che costituisce lo strato esterno dell'osso.

In una generale condizione di osteoporosi, una quantità eccessiva di calcio viene riassorbita dall'osso stesso aumentando, di conseguenza, i livelli di calcio nel sangue e nelle urine: ciò può predisporre l'individuo alla formazione di calcoli renali e, infine, a una patologia di insufficienza renale. I calcoli epatici riducono sostanzialmente la produzione di bile, importantissima per l'assorbimento del calcio da parte dell'intestino tenue; anche se l'individuo ingerisse grandi quantità di calcio attraverso determinati cibi oppure integratori alimentari, la scarsità di bile renderebbe, comunque, la maggior parte del calcio ingerito inutilizzabile per la formazione ossea e per altri importanti processi metabolici. Inoltre, la presenza di calcoli epatici aumenta il livello di acidi nocivi nel sangue, alcuni dei quali sono neutralizzati dal calcio rilasciato dalle ossa e dai denti. Infine, queste riserve di calcio vengono consumate, diminuendo la densità o la massa ossea, e causando fratture ossee e del bacino o, addirittura, il decesso. Allo stato attuale, oltre la metà delle donne di età superiore ai 50 anni soffre già di osteoporosi (sebbene solo nei paesi industrializzati): è ovvio, perciò, che l'attuale approccio medico basato sull'assunzione di ormoni o integratori di calcio costituisca un vero e proprio nulla di fatto, dal momento che non affronta assolutamente il problema dello scompenso causale rilevato nel fegato e nella colecisti.

Il **rachitismo** e l'**osteomalachia** sono malattie che colpiscono il processo di calcificazione delle ossa. In entrambi i casi, le ossa diventano molli, specialmente quelle degli arti inferiori che, quindi, si *piegano* sotto il peso del corpo. La Vitamina D liposolubile, il *calciferolo,* è essenziale per mantenere equilibrato il metabolismo di calcio e fosforo e, quindi, per una sana struttura ossea. Una insufficiente secrezione di bile e un'alterazione del metabolismo del colesterolo, entrambi causati dalla presenza di calcoli epatici, provocano un'insufficienza di Vitamina D che può essere aggravata da una mancanza di esposizione ai raggi ultravioletti.

Le infezioni ossee, o **osteomieliti**, possono insorgere quando si localizza una prolungata ostruzione linfatica nell'organismo, specialmente all'interno o intorno ai tessuti ossei. Di conseguenza, i microbi presenti nel sangue, che possono essersi originati da calcoli biliari, da un ascesso a un dente o da una pustola, trovano libero accesso al tessuto osseo.

I tumori maligni che colpiscono le ossa possono insorgere quando la congestione linfatica nel corpo e, soprattutto, nelle ossa, raggiunge proporzioni estreme: il sistema immunitario è depresso e le cellule tumorali maligne provenienti dalle mammelle, dai polmoni e dalla prostata possono raggiungere anche le ossa che vantano una migliore irrorazione sanguigna, ad esempio, l'osso spugnoso. Il cancro osseo e tutte le altre patologie delle ossa denotano una mancanza di nutrimento del tessuto osseo e, solitamente, resistono alle cure, a meno che non vengano rimossi i calcoli epatici e tutti gli organi e apparati di escrezione vengano depurati da qualsiasi ostruzione presente.

Patologie delle Articolazioni

Nel nostro corpo esistono tre tipi di articolazioni: articolazioni fisse o *fibrose*, articolazioni appena mobili o *cartilaginee* e articolazioni completamente mobili o *sinoviali*. Le articolazioni maggiormente alle malattie sono le articolazioni delle mani, dei piedi, delle ginocchia, delle spalle, dei gomiti e delle anche, mentre le malattie più comuni sono l'**artrite reumatoide,** l'**osteoartrite** e la **gotta.**

La maggior parte dei soggetti affetti da artrite reumatoide presenta una lunga anamnesi di disturbi intestinali: **meteorismo, flatulenza, bruciore di stomaco, eruttazione, costipazione, diarrea, mani e piedi gonfi e freddi, aumento della sudorazione, generale affaticamento, perdita di appetito, riduzione del peso, ecc.** E' quindi plausibile concludere che l'artrite reumatoide sia legata a ciascuno di questo sintomi, o a sintomi simili connessi a maggiori difficoltà metaboliche o intestinali. Personalmente, ho sperimentato ognuno dei sintomi appena menzionati quando soffrivo di attacchi di artrite reumatoide giovanile.

Il tratto gastro-intestinale è continuamente esposto a un gran numero di virus, batteri e parassiti. Oltre ai molti *antigeni* (materiali estranei) contenuti nei cibi, infatti, l'apparato digerente deve anche saper affrontare insetticidi, pesticidi, ormoni, residui antibiotici, conservanti e coloranti contenuti oggi in molti cibi. Altri possibili antigeni includono il polline di fiori, piante, anticorpi vegetali, funghi, batteri e alcuni farmaci caratterizzati dalla presenza di molecole a grandi dimensioni come la penicillina. È quindi compito del sistema immunitario, per la maggior parte situato nelle pareti intestinali, proteggere l'individuo da tutti questi invasori e sostanze potenzialmente dannose, ma per essere in grado di assolvere a questo compito quotidianamente sia l'apparato digestivo sia il sistema linfatico devono rimanere privi di ostruzioni e devono essere perfettamente efficienti. La presenza di calcoli epatici altera in maniera sostanziale il processo digestivo causando un sovraccarico di sostanze tossiche nel sangue e nella linfa, come già spiegato in precedenza (vedere *Patologie dell'Apparato Circolatorio*).

L'*artrite* viene considerata una *patologia auto-immunitaria* che colpisce le membrane sinoviali. L'auto-immunità è una condizione caratterizzata da una rivolta del sistema immunitario contro se stesso tramite lo sviluppo di una forma di immunità verso le propri cellule, che si presenta successivamente alla formazione di complessi di antigeni/anticorpi (*fattori reumatoidi*) presenti nel sangue. Come avviene normalmente quando entrano in contatto con antigeni, i linfociti B (cellule immunitarie) localizzati nella parete intestinale vengono stimolati a produrre anticorpi (*immunoglobine*); le cellule immunitarie entrano nella circolazione sanguigna e alcune di esse si stabiliscono nei linfonodi, nella milza, nella membrana mucosa delle ghiandole salivari, nel sistema linfatico bronchiale, vaginale o uterino, delle ghiandole mammarie che producono latte e nei tessuti capsulari delle articolazioni.

Se è ripetuta l'esposizione agli stessi tipi di antigeni tossici, la produzione di anticorpi aumenterà notevolmente, soprattutto nelle aree in cui si sono posizionate le cellule immunitarie in seguito a un precedente incontro con gli invasori. Questi antigeni dannosi possono derivare, ad esempio, da particelle di proteine provenienti da cibi animali in putrefazione e, in tal caso, è possibile assistere a un'intensa attività microbica. Il nuovo incontro con gli antigeni avviene a livello di complessi di antigeni/anticorpi nel sangue e sconvolge il delicato equilibrio esistente tra la reazione immunitaria e la sua soppressione. Le patologie auto-immunitarie indicanti un livello estremamente elevato di tossicità nell'organismo, costituiscono il prodotto diretto di un'alterazione di questo stesso equilibrio: se la produzione di anticorpi si mantiene su livelli elevati all'interno delle articolazioni sinoviali, l'infiammazione diventa cronica e causa una deformazione, un dolore continuo e la perdita della funzionalità. Un eccessivo sfruttamento del sistema immunitario porta all'*auto-distruzione dell'organismo*: se tale condizione si verifica all'interno del tessuto nervoso prende il nome di SM, mentre se si verifica nei tessuti organici viene chiamata cancro. Tuttavia, da un punto di vista più approfondito, l'auto-distruzione rappresenta un ultimo tentativo di auto-conservazione: il corpo attacca se stesso solo nel caso in cui un livello ancora più elevato di tossicità potrebbe causare più danni di quanti non ne possa causare la stessa risposta auto-immunitaria. I calcoli epatici costituiscono la principale causa di tossicità e sono in grado di paralizzare la capacità dell'organismo di mantenersi ben nutrito e depurato.

L'**osteoartrite** è una malattia non infiammatoria degenerativa che si manifesta quando il rinnovamento della *cartilagine articolare* (una superficie forte e liscia che ricopre le ossa a contatto con altre ossa) non procede di pari passo con la sua rimozione. La cartilagine articolare diventa gradualmente sempre più sottile fino a quando, infine, le superfici articolari del corpo entrano in contatto e le ossa iniziano a degenerare: a tale lesione possono seguire l'instaurazione di un processo non regolare di riparazione ossea e un'infiammazione cronica. Questa malattia può essere causata anche dal prolungarsi di disturbi digestivi: dal momento che una quantità minore di sostanze nutritive viene assorbita e messa a disposizione per la costituzione della struttura tissurale, diventa sempre più difficile mantenere un sano livello di sostentamento osseo e della cartilagine articolare. La presenza di calcoli epatici impedisce lo svolgimento dei processi digestivi di base e gioca, quindi, forse il ruolo più importante nello sviluppo dell'osteoartrite.

La **gotta** è anch'essa una patologia articolare direttamente collegata a una ridotta attività epatica e causata da *cristalli di urato di sodio* nelle articolazioni e nei tendini. La gotta si presenta nei soggetti il cui livello di *acido urico nel sangue* è eccessivamente elevato. Quando la presenza di calcoli epatici inizia a riflettersi sulla circolazione sanguigna nei reni (vedere *Patologie dell'Apparato Urinario*), la secrezione di acido urico diventa insufficiente, causando un maggiore danno cellulare e la distruzione di cellule epatiche e renali e altre cellule del nostro corpo.

L'acido urico è un prodotto di scarto della scissione dei nuclei cellulari ed è prodotto in eccesso in caso di un'aumentata distruzione cellulare. L'abitudine del fumo di sigaretta, il consumo regolare di bevande alcoliche, l'utilizzo di eccitanti, ecc. provoca una notevole distruzione cellulare che rilascia nel flusso ematico grandi quantità di proteine da cellule degenerate. Inoltre, la produzione di acido urico aumenta notevolmente con l'eccessivo consumo di cibi proteici come carne, pesce, uova, formaggio, ecc.[3], tutti cibi e sostanze che favoriscono la formazione di calcoli biliari nel fegato e nella colecisti. E' tuttavia normale assistere al verificarsi di svariati attacchi di artrite prima che i danni alle articolazioni ne diminuiscano effettivamente la mobilità e la gotta diventi cronica.

Patologie dell'Apparato Riproduttivo

Sia l'apparato riproduttivo maschile sia quello femminile dipendono, principalmente, da un regolare funzionamento del fegato: la presenza di calcoli epatici ostruisce il movimento della bile attraverso i dotti biliari compromettendo la digestione e alterando l'architettura strutturale dei lobuli epatici. Tale

---

[3] Fare riferimento anche al capitolo "The Kidney Cleanse" (Il Lavaggio Renale) nel libro *Timeless Secrets of Health & Rejuvenation* dello stesso autore.

condizione riduce la produzione da parte del fegato di *sero-albumina*, ovvero la proteina più comune e abbondante presente nel sangue responsabile del mantenimento della *pressione osmotica del plasma* al suo livello normale pari a 25mmHg, e dei *fattori coagulanti* essenziali per la coagulazione del sangue. Una pressione osmotica insufficiente diminuisce l'apporto di sostanze nutritive alle cellule, comprese quelle degli organi riproduttivi: tale condizione può causare la riduzione del drenaggio linfatico e, conseguentemente, la ritenzione idrica e l'edema, ma anche la ritenzione di prodotti metabolici di scarto e un graduale indebolimento delle funzioni sessuali.

La maggior parte delle patologie che colpiscono l'apparato riproduttivo deriva infatti da un drenaggio linfatico anormale: il dotto toracico (vedere *Patologie dell'Apparato Circolatorio*) drena il fluido linfatico proveniente dagli organi dall'apparato digestivo, compresi fegato, milza, pancreas, stomaco e intestini; questo grande dotto viene spesso gravemente ostruito quando i calcoli epatici causano un'alterazione dei processi digestivi e dell'assorbimento del cibo. È ovvio, sebbene sia difficilmente riconoscibile, che la congestione del dotto toracico si ripercuote sugli organi del sistema riproduttivo che, a loro volta, hanno la necessità di riversare i propri prodotti linfatici di scarto nel dotto toracico.

Un drenaggio linfatico non equilibrato proveniente dall'area pelvica femminile è responsabile di **soppressione immunitaria, problemi mestruali, tensione premestruale, sintomi della menopausa, malattia infiammatoria pelvica (PID), cervicite, tutte le patologie uterine, distrofie vulvari con crescita di tessuto fibroso, cisti e tumori ovarici, distruzione cellulare, carenze ormonali, diminuzione della libido, sterilità e mutazioni cellulari genetiche che provocano il cancro**. Il blocco del dotto toracico, inoltre, può causare la congestione linfatica nella mammella sinistra lasciando depositi di sostanze nocive che possono causare infiammazioni, formazione di noduli e perfino tumori. Se si congestiona il dotto linfatico destro che drena la linfa dalla parte destra del torace, della testa, del collo e del braccio destro, le tossine vengono trattenute all'interno della mammella destra, causando problemi del tutto simili.

Una limitazione continua del drenaggio linfatico nell'area pelvica maschile causa ingrossamenti benigni e maligni della prostata, infiammazione dei testicoli, del pene e dell'uretra; anche l'impotenza risulta essere una probabile conseguenza di questo sviluppo e il consistente aumento nel numero di calcoli epatici, un fattore alquanto comune tra gli uomini di mezza età nella società del benessere, costituisce una delle cause principali del blocco linfatico in questa parte vitale del corpo. Le malattie veneree insorgono quando si rileva un elevato livello di tossicità nell'area esposta a seguito di un blocco linfatico verificatosi prima dell'insorgere dell'infezione microbica. La sempre minore capacità da parte del sistema linfatico di respingere gli organismi invasori è causa dei principali disturbi sessuali e riproduttivi.

Rimovendo i calcoli epatici e seguendo una dieta e uno stile di vita sani, l'attività linfatica può tornare regolare: il tessuto riproduttivo riceverà infatti un migliore approvvigionamento di sostanze nutrienti e svilupperà una sempre maggiore resistenza, riuscendo ad attenuare le infezioni, a combattere e rimuovere le cisti, i tessuti fibrosi e i tumori, e ripristinando le normali funzioni sessuali.

Patologie Cutanee

Quasi tutte le patologie cutanee come gli **eczemi,** l'**acne** e la **psoriasi** hanno una caratteristica in comune: la presenza di calcoli epatici. Quasi tutti i soggetti affetti da una malattia della pelle soffrono infatti di problemi intestinali ed evidenziano, in particolare, un certo livello di impurità del sangue, causati principalmente da calcoli biliari i cui effetti sono estremamente dannosi, nel complesso, per tutto l'organismo. I calcoli biliari, infatti, contribuiscono all'insorgere di svariati problemi in tutto il corpo, in particolare nell'apparato digestivo, circolatorio e urinario: nel tentativo di eliminare ciò che colon, reni, polmoni, fegato e sistema linfatico non sono stati in grado di rimuovere o purificare, quindi, la cute è permeata e sovraccaricata da prodotti acidi di scarto. E sebbene la pelle costituisca l'organo più vasto di eliminazione presente nel nostro organismo esso alla fine soccombe all'assalto degli acidi: le sostanze tossiche si depositano prima nel tessuto connettivo sottostante il *derma* e quando questo "deposito di scarti" è saturo la cute inizia a non funzionare bene.

Di conseguenza, eccessive quantità di sostanze dannose, detriti cellulari, microbi provenienti da diverse fonti, come i calcoli biliari e diversi antigeni generati da cibi digeriti in modo non appropriato, congestionano il sistema linfatico e ostacolano il regolare drenaggio della linfa dai diversi strati della pelle. Le tossine e le proteine in putrefazione derivanti da cellule cutanee distrutte o danneggiate attirano i microbi e vanno a costituire una fonte di costante irritazione e infiammazione cutanea. Le cellule cutanee iniziano a non ricevere un adeguato approvvigionamento nutritivo riducendo notevolmente il proprio normale intervallo di ricambio (circa una volta al mese), che può causare anche un grave danno ai nervi cutanei.

Se subiscono analoga sorte anche le ghiandole sebacee, che riversano nei follicoli piliferi le proprie secrezioni, il *sebo*, la crescita dei capelli diventa irregolare e, in particolare, **i capelli possono iniziare a cadere**; se, dall'altra parte, si assiste a una mancanza di *melanina*, i **capelli diventano grigi**. La mancanza di sebo, inoltre, altera l'aspetto sano dei capelli rendendoli opachi e brutti: sulla cute, infatti, il sebo agisce come un agente anti-batterico e fungicida, impedendo l'invasione dei microbi, la secchezza cutanea e le screpolature soprattutto quando viene esposta all'azione di fattori esterni quali i raggi solari e l'aria calda secca.

La predisposizione genetica alla calvizie o a qualsiasi altro disturbo cutaneo *non* ne costituisce uno dei fattori causativi principali come spesso si suppone: una volta rimossi i calcoli biliari e il colon e i reni/colecisti vengono mantenuti costantemente depurati, le funzioni di una cute sana risultano perfettamente ripristinate e la crescita dei capelli, soprattutto nelle donne, ritorna regolare (per maggiori dettagli riguardanti l'irritazione del colon e il lavaggio renale fare riferimento alla mia precedente pubblicazione *Timeless Secrets of Health & Rejuvenation*).

Conclusione

La presenza di calcoli biliari rappresenta una delle maggiori cause dell'insorgere di malattie nel nostro corpo, che compromettono il funzionamento dell'organo più complesso, versatile e importante del nostro organismo: il fegato. Proprio per la sua complessità, nessuno è mai stato in grado di progettare un fegato artificiale: secondo solo al cervello in tal senso, il fegato organizza e dirige i più intricati processi digestivi e metabolici, andando, quindi, a riflettersi sulla vita e lo stato di salute di ogni cellula presente nell'organismo. Rimovendo gli ostacoli che impediscono al fegato di svolgere il proprio compito in modo corretto ed efficiente, il corpo può tornare a uno stato di equilibrio e vitalità continui.

CAPITOLO 2

Come Capisco di Avere i Calcoli?

Durante la mia ricerca condotta su migliaia di pazienti affetti da quasi tutti i tipi di malattie, comprese quelle allo *stadio terminale*, ho scoperto che tutti i soggetti studiati presentavano un gran numero di calcoli biliari nel fegato e, in molti casi, anche nella colecisti. Eliminando questi calcoli attraverso il lavaggio epatico e introducendo sane abitudini di vita insieme ad appropriate misure di supporto, i miei pazienti sono completamente guariti da malattie che avevano precedentemente resistito a qualsiasi metodo di cura convenzionale e alternativo.

Quanto segue è una descrizione di alcuni dei segnali più comuni che indicano la presenza di calcoli biliari nel fegato e nella colecisti. Nel caso accusiate qualche sintomo, probabilmente trarrete enormi benefici da un lavaggio epatico: in base alla mia esperienza ho scoperto che queste indicazioni sono estremamente accurate, tuttavia nel caso non siate sicuri di soffrire di calcoli biliari, un lavaggio epatico potrebbe risultare comunque utile e quindi, indipendentemente da tutto il resto, migliorare notevolmente il vostro stato di salute. Un vecchio detto recita che "Verba volant, scripta manent", di conseguenza l'unico modo per provare a voi stessi che soffrite di calcoli biliari è sottoporvi a un lavaggio epatico: così scoprirete che rimuovendo tutti i calcoli, i sintomi della malattia andranno gradualmente scomparendo e il vostro stato di salute tornerà normale.

Sintomi e Segnali

La Cute

La principale funzione che la cute assolve riguarda la regolazione continua del nostro organismo interno all'ambiente esterno in continua evoluzione, ovvero, alla temperatura, all'umidità, al secco, alla luce, ecc., nonché quella di proteggerci da lesioni, microbi e altri agenti nocivi. Oltre a dover gestire questi influssi *esterni*, la cute svolge anche una funzione di controllo e si modifica in base ai cambiamenti che avvengono *all'interno* del corpo, riflettendo la condizione degli organi e dei fluidi organici, compresi il sangue e la linfa. Un funzionamento anomalo dell'organismo sul lungo periodo apparirà in forma inevitabilmente evidente sulla cute sottoforma di macchie cutanee, depigmentazione o condizioni mutate, come pelle secca, grassa, rughe, solchi, ecc. Quasi tutti i disturbi cutanei hanno origine da una condizione epatica non equilibrata; i calcoli biliari causano disturbi circolatori che riducono l'apporto di sostanze nutritive alla cute e impediscono uno sviluppo sano e un ricambio normale delle cellule cutanee. I seguenti segnali denotano, in modo particolare, la presenza di calcoli biliari nel fegato e nella colecisti.

> ➤ **Macchie scure e chiazze di varie dimensioni** del colore delle efelidi o dei nei: solitamente compaiono sulla parte destra o sinistra della fronte, tra le sopracciglia o sotto gli occhi, ma possono presentarsi anche appena sopra la spalla destra o tra le scapole. Le più evidenti sono le cosiddette *macchie epatiche* e compaiono sul dorso delle mani e sull'avambraccio, spesso visibili su soggetti di mezza età e anziani. Se i calcoli biliari che sono stati espulsi spontaneamente dalla colecisti, raggiungono e rimangono incastrati nel colon, tali macchie possono comparire anche nell'area dove il pollice e l'indice si incontrano. Le macchie epatiche, di solito, iniziano a scomparire quando la maggior parte dei calcoli viene rimossa dal fegato e dalla colecisti.

69

➢ **Rughe verticali tra le sopracciglia.** In questa regione possono esserci una o due rughe profonde, a volte tre, che *non* rappresentano un segno normale dell'invecchiamento, ma indicano un accumulo di molti calcoli epatici, evidenziando che il fegato è ingrossato e indurito: più tali rughe sono profonde e lunghe, più è progredito il deterioramento della funzionalità epatica. Una ruga vicino al sopracciglio destro indica una congestione della milza, mentre le rughe verticali rappresentano una grave condizione di frustrazione e rabbia represse: la rabbia aumenta quando i calcoli biliari impediscono il flusso biliare. Un carattere bilioso è quello di un individuo che tiene intrappolate le tossine che il fegato cerca di eliminare attraverso la bile; al contrario, la rabbia può scatenare la formazione di calcoli biliari. Se macchie gialle o bianche accompagnano la formazione di rughe, è possibile che vi sia una ciste o che si stia sviluppando un tumore nel fegato. **Brufoli o crescita di peli tra le sopracciglia,** con o senza rughe, indicano che fegato, colecisti e milza sono interessati dai calcoli.

➢ **Rughe orizzontali attraverso il dorso del naso:** sono sintomi che indicano disturbi pancreatici dovuti a calcoli epatici. Se una ruga è molto profonda e pronunciata, è possibile che il soggetto sia affetto da pancreatite o da qualche forma di diabete.

➢ **Colore verde o scuro dell'area della tempia a margine della testa.** Questa condizione evidenzia che il fegato, la colecisti, il pancreas e la milza non sono ai normali livelli di attività a causa dei depositi di calcoli biliari sia nel fegato sia nella colecisti. Tale condizione può essere accompagnata da un **colorito verde o bluastro** su entrambi i lati del dorso nasale a indicare un ridotto funzionamento della milza. Una **ruga orizzontale** attraverso il dorso del naso implica una condizione di debolezza del pancreas.

➢ **Cute grassa nell'area della fronte.** Questa condizione riflette un'attività epatica insufficiente dovuta alla presenza di calcoli epatici. Lo stesso vale in caso di **eccessiva sudorazione** in quest'area del capo, mentre un **colorito**

giallognola della cute del viso indica disturbi delle funzioni biliari nel fegato e nella colecisti e una debolezza del pancreas, dei reni e degli organi escretori.

➤ **Perdita di capelli nella regione centrale del capo.** Questa condizione indica che il fegato, il cuore, l'intestino tenue, il pancreas e gli organi riproduttivi si stanno congestionando e che la situazione è in via di ulteriore aggravamento, in associazione a una tendenza a sviluppare patologie cardiovascolari, disturbi digestivi cronici e la formazione di cisti e tumori. Un precoce ingrigimento denota che le funzioni epatiche e della colecisti sono ridotte al di sotto della norma.

Il Naso

➤ **Indurimento e ispessimento dell'estremità nasale.** Indica una debolezza epatica cronica che sfocia nell'ispessimento delle arterie e nell'accumulazione di grasso intorno al cuore, al fegato, alla milza, ai reni e alle ghiandole della prostata. Se l'ingrossamento è eccessivo e i vasi sanguigni diventano visibili, è possibile concludere l'imminenza di un attacco cardiaco o di un ictus.

➤ **Il naso è costantemente rosso.** Questo fatto denota un'anomala condizione del cuore con tendenza a una pressione sanguigna piuttosto elevata (ipertensione), mentre un naso color porpora denota una pressione sanguigna relativamente bassa: entrambe le condizioni sono causate da funzioni epatiche e renali non equilibrate.

➤ **Schisi nasale o incisura della punta del naso.** Questo indizio denota un battito cardiaco irregolare e la presenza di un soffio al cuore. Se una metà della schisi nasale è più grande dell'altra, ciò significa che metà del cuore è ingrossata in modo anomalo: tale condizione può essere accompagnata anche da **aritmia** e **attacchi di panico**. Potrebbe presentarsi una grave congestione linfatica causata da disturbi digestivi come costipazione, coliti, ulcera allo stomaco, ecc. Le funzioni epatiche sono limitate a causa di grandi quantità di calcoli epatici che riducono l'irrorazione sanguigna delle cellule epatiche e la secrezione di bile è insufficiente [Attenzione: ho visto personalmente schisi nasali scomparire dopo un lavaggio epatico].

> **Il naso si piega verso sinistra.** A meno che non sia stata causata da un incidente, questa forma asimmetrica del naso implica che gli organi della parte destra del corpo, ovvero fegato, colecisti, rene destro, colon ascendente, ovaio o testicolo destro ed emisfero cerebrale destro, non funzionano regolarmente. La causa principale di tale condizione è l'accumulo di calcoli biliari nel fegato e nella colecisti (è probabile che il naso torni in posizione centrale una volta rimossi i calcoli).

Gli Occhi

> **Il colore della cute sotto gli occhi è giallastro.** Questa condizione indica che il fegato e la colecisti sono iperattivi: un colorito **scuro**, o addirittura **nero**, nella stessa area denota che i reni, la colecisti e gli organi riproduttivi sono sovraffaticati a causa di un disturbo dell'apparato digestivo esistente da molto tempo. Si presenta, invece, un **colorito grigiastro e pallido** se i reni e, saltuariamente, i polmoni non funzionano regolarmente a causa di un drenaggio linfatico irregolare da parte di questi organi. Inoltre, anche il sistema endocrino può esserne colpito.

> **Borse sotto le palpebre inferiori.** Queste si formano a causa di una congestione degli organi che costituiscono l'apparato digestivo e gli organi escretori provocando effetti sul regolare processo di drenaggio linfatico proveniente dall'area del capo. Se le borse sotto gli occhi sono croniche e contengono grasso, queste portano all'insorgere di infiammazioni, cisti e, nel peggiore dei casi, tumori alla colecisti, alle ovaie, alle tube di Falloppio, all'utero e alla prostata.

> **Un velo bianco ricopre la pupilla.** Il velo consiste principalmente di muco e particelle proteiche degenerate e

denota lo sviluppo di cataratte provocate da un'attività epatica e digestiva da lungo tempo insufficiente.

➢ **Rossore costante della sclera.** Questa condizione è causata da protrusioni di capillari che indicano disturbi alla funzione circolatoria e respiratoria. La presenza di **macchie mucose bianco/giallastre** nella sclera denota che l'organismo sta accumulando anomale quantità di sostanze grasse in quanto il fegato e la colecisti hanno accumulato grandi quantità di calcoli biliari: in questo caso, vi è la tendenza a sviluppare cisti e tumori maligni e benigni.

➢ **Una riga bianca e spessa copre parti dell'area periferica dell'iride, in particolare quelle inferiori.** Tale condizione denota l'accumulo di grandi quantità di colesterolo nell'apparato circolatorio. Inoltre, è presente una forte congestione e una ritenzione di grassi nel sistema linfatico. [Attenzione: se desiderate capire la relazione che occhi e iride hanno con le varie parti dell'organismo, consiglio di studiare la scienza dell'*iridologia* o interpretazione degli occhi].

➢ **Gli occhi hanno perso la loro naturale brillantezza e lucentezza.** Tale condizione denota che fegato e reni sono congestionati e incapaci di filtrare correttamente il sangue. Il sangue "sporco", carico di tossine e prodotti di scarto, è più pesante e più lento rispetto al sangue "pulito": il sangue ispessito, infatti, rallenta le circolazione e riduce l'apporto di ossigeno e sostanze nutritive alle cellule e agli organi, compresi gli occhi. Se tale condizione persiste, le cellule si deteriorano e, inevitabilmente, invecchiano o muoiono: le cellule oculari e cerebrali risultano in particolar modo colpite in quanto il sangue deve scorrere in senso contrario alla forza di gravità per raggiungerle. La **maggior parte dei disturbi che colpiscono la vista** costituiscono il risultato diretto o indiretto di una ridotta capacità del fegato e dei reni di depurare il sangue: un sangue depurato e ricco di sostanze nutritive proveniente da un fegato efficiente e sano è in grado di scorrere più facilmente e di nutrire meglio i tessuti oculari migliorando, quindi, la maggior parte dei disturbi che colpiscono la vista.

La Lingua, la Bocca, le Labbra e i Denti

➢ **La lingua è ricoperta da una patina giallo/bianca soprattutto nell'area posteriore.** Tale condizione denota uno scompenso della secrezione di bile che rappresenta la causa principale dei problemi digestivi. I residui tossici di cibi non digeriti, putrefatti o fermentati si soffermano nel tratto intestinale bloccando il flusso linfatico nel dotto toracico e impedendo la rimozione delle tossine e dei microbi presenti nell'area della gola e della bocca.

➢ **Impronte dei denti sui lati della lingua spesso accompagnate da secrezione di muco biancastro.** Questa condizione denota una digestione debole e un assorbimento non corretto delle sostanze nutritive da parte dell'intestino tenue.

➢ **Pustolette sulla lingua.** Indicano un processo digestivo insufficiente e la presenza di cibi in fermentazione o in via di putrefazione sia nell'intestino tenue sia nell'intestino crasso.

➢ **Fissurazioni sulla lingua.** Rappresentano il sintomo di persistenti disturbi al colon: il cibo non viene sufficientemente mescolato alla bile e ciò permette agli acidi tossici di lesionare e rovinare le pareti del colon senza o con una minima secrezione di muco sulla lingua.

➢ **Secrezione ripetuta di muco nella gola e nella bocca.** La bile può rifluire nello stomaco irritando la parete protettiva interna e causando una eccessiva produzione di muco che, insieme a una certa quantità di bile, può raggiungere l'area della bocca. Ciò può dare origine alla sensazione di cattivo sapore (aspro) nella bocca e indurre a diversi tentativi di schiarirsi la gola con, a tratti, colpi di tosse. La secrezione di muco senza sapore aspro si verifica quando il cibo non viene digerito correttamente e si generano, dunque, delle tossine. Il muco aiuta a intrappolare e a neutralizzare alcune di queste tossine, ma causa una congestione quale effetto collaterale.

> **Alito cattivo ed eruttazione frequente.** Entrambi i sintomi indicano la presenza di cibo non digerito, in fermentazione o in putrefazione nel tratto gastro-intestinale: i batteri che agiscono sulle sostanze di scarto producono gas, talvolta anche molto tossici, dalla quale ha origine il cattivo odore dell'alito.

> **Formazione di croste ai lati della bocca.** Tale condizione denota la presenza di ulcere duodenali causate da un rigurgito di bile nello stomaco o da altri motivi precedentemente affrontati. La presenza di **ulcere** in diverse parti della bocca o della lingua denota che si sta verificando l'infiammazione o ulcerazione nella parte corrispondente del tratto gastro-intestinale. Ad esempio, un'ulcera della bocca sulla parte esterna del labbro inferiore indica la presenza di lesioni causate da ulcere nell'intestino crasso. L'herpes sul labbro corrisponde a infiammazioni e ulcerazione più gravi sulla parete intestinale.

> **Macchie scure o chiazze sulle labbra.** Si manifestano quando le ostruzioni nel fegato, nella colecisti e nei reni producono un rallentamento e una stagnazione della circolazione sanguigna e del drenaggio linfatico nell'organismo. Potrebbe verificarsi un'anomala e avanzata costrizione capillare: un colorito delle labbra rossastro (scuro) o porpora denota che le funzioni cardiache, polmonari e respiratorie sono ridotte.

> **Labbra gonfie o ingrossate.** Tale condizione denota la presenza di disturbi intestinali: il gonfiore del labbro inferiore indica che il colon soffre di costipazione, diarrea o entrambe alternativamente. I gas tossici hanno origine da cibi non correttamente digeriti dando origine a gonfiore e malessere addominale. Se il labbro superiore è gonfio o ingrossato, ciò denota una serie di disturbi allo stomaco, tra cui l'indigestione, frequentemente accompagnati dal cosiddetto "bruciore di stomaco". Una bocca chiusa in modo serrato e anomalo indica che un soggetto soffre di disturbi al fegato, alla colecisti e, probabilmente ai reni. Se il labbro inferiore è secco, si spela e si taglia facilmente, potrebbe sussistere una costipazione cronica o diarrea con

una grande quantità di acidi tossici prevalentemente nel colon: questa condizione è accompagnata da disidratazione avanzata delle cellule del colon.

➢ **Gengive gonfie, sensibili o sanguinanti.** Uno qualsiasi di questi sintomi si manifesta quando il drenaggio linfatico dall'area della bocca è insufficiente a causa di una congestione linfatica intestinale: vi è quindi un sovraccarico di componenti acidi nel sangue con possibile profonda infiammazione nella gola, con o senza rigonfiamento delle tonsille, causata da un blocco linfatico. La **tonsillite**, una patologia che colpisce spesso i bambini, rappresenta il segno di una costante ritenzione di tossine contenute nei fluidi linfatici.

➢ **I problemi dentari** sono generalmente causati da uno scompenso nutrizionale. Una digestione insufficiente e l'eccessivo consumo di cibi raffinati, elaborati e altamente acidi, quali lo zucchero, il cioccolato, la carne, il formaggio, il caffè, la soda, ecc., impoveriscono l'organismo di sali minerali e vitamine. Gli adulti hanno, solitamente, 32 denti, ognuno dei quali corrisponde a una vertebra della spina dorsale che, a sua volta, è collegata a un organo o ghiandola principale. Se, ad esempio, uno dei quattro canini sta cadendo, ciò denota la presenza di calcoli biliari nel fegato e nella colecisti. Un colore giallastro dei denti e dei canini in particolare indica la presenza di tossine negli organi situati nell'area centrale dell'addome, ovvero nel fegato, nella colecisti, nello stomaco, nel pancreas e nella milza. I batteri *non* costituiscono la causa del decadimento dei denti: essi, infatti, attaccano solo i tessuti dentali che presentano già un rapporto acido/alcalino non equilibrato. Regolari secrezioni salivari, inoltre, rivestono un ruolo importantissimo nella protezione dei denti: i denti veramente sani durano per tutta la vita.

Le Mani, le Unghie e i Piedi

> **Una cute grassa e bianca sulla punta delle dita** denota un malfunzionamento dell'apparato digestivo e del sistema linfatico. Inoltre, è probabile che fegato e reni stiano dando origine alla formazione di cisti e tumori. Si assiste a una evacuazione degli zuccheri e dei grassi in eccesso.

> **Unghie di color rosso scuro** indicano un alto contenuto di colesterolo, di acidi grassi e di sali minerali nel sangue. Il fegato, la colecisti e la milza sono congestionati ed evidenziano una ridotta attività, e tutte le funzioni escretorie sono sovraccariche di prodotti di scarto. Le **unghie di colore biancastro**, invece, indicano l'accumulo di grassi e muco all'interno e intorno a cuore, fegato, pancreas, prostata e ovaie. Tale condizione è accompagnata da una scarsa circolazione sanguigna e da ridotti livelli di emoglobina (anemia).

> **Ondulazioni verticali sulle unghie** denotano, generalmente, uno scarso assorbimento del cibo e una alterazione delle importanti funzioni digestive, epatiche e renali causando, spesso, uno stato di affaticamento generale. Ondulazioni verticali marcate sull'unghia del pollice con punte spezzate indicano che le funzioni dei testicoli e delle ovaie non sono regolari a causa di inefficienza dell'apparato digestivo e di quello circolatorio; **incisure orizzontali nelle unghie** mostrano un cambiamento insolito e considerevole nelle abitudini alimentari, mentre la presenza di **puntini bianchi** indica un'eccessiva eliminazione degli zuccheri provenienti da diverse fonti alimentari accompagnata spesso da perdita di calcio e zinco.

> **Protrusione dura sul tallone.** Questa condizione denota un progressivo indurimento degli organi situati al centro dell'organismo, compreso fegato, stomaco, pancreas e milza, e indica l'accumulo di numerosi calcoli biliari nel fegato e nella colecisti. Inoltre, è un segno di rigidità fisica e mentale con tendenza alla dominazione, al pregiudizio e alla gelosia.

> ➢ **Un colorito giallastro dei piedi** indica l'accumulo di numerosi calcoli biliari nel fegato e nella colecisti. Se il colore di qualsiasi parte dei piedi tende al verde, le funzioni linfatiche e della milza sono alterate e ciò può causare cisti e tumori maligni e benigni.

> ➢ **Indurimento della punta del quarto dito del piede o callosità nell'area sottostante il quarto dito.** Questo sintomo indica che le funzioni della colecisti sono statiche: rigidità generale, curvatura e dolore del quarto dito del piede implicano una lunga anamnesi di calcoli biliari nella colecisti e nel fegato.

> ➢ **Curvatura del primo dito del piede.** Se l'alluce si curva verso l'interno, ovvero verso il secondo dito, significa che le funzioni epatiche sono ridotte a causa della presenza di calcoli nei dotti biliari epatici. Contemporaneamente, le funzioni linfatiche e della milza sono iperattive a causa dell'accumulo di residui tossici provenienti da cibi digeriti in modo non corretto, da prodotti metabolici di scarto e da detriti cellulari.

> ➢ **Colorito bianco e superficie rugosa della quarta e quinta unghia del piede.** Questa condizione indica una scarsa attività epatica e della colecisti, ma anche dei reni e della vescica.

La Composizione della Materia Fecale

> ➢ **Le feci, o materia fecale, emettono un odore forte, acido e penetrante.** Questa condizione indica che il cibo non è stato digerito in modo corretto e, quindi, tale cibo fermentato e putrefatto, insieme alla presenza di grandi quantità di batteri "dannosi" nelle feci fanno sì che l'odore delle stesse sia anomalo e che la loro consistenza sia viscosa. Le normali feci sono ricoperte da uno strato sottile di muco che evita l'imbrattamento dell'ano.

> ➢ **Feci secche e dure** indicano una costipazione e lo stesso vale per quelle eccessivamente viscose. La diarrea, tuttavia,

costituisce un altro sintomo di un'insufficiente attività dell'apparato digerente e, specialmente, del fegato.

➤ **L'aspetto delle feci è pallido e di colore simile all'argilla.** Questo è un altro sintomo che denota un'attività epatica insufficiente (la bile conferisce alle feci il loro naturale colore marrone). Se le feci galleggiano significa che contengono una grande quantità di cibi non digeriti che rendono il loro peso specifico più leggero di quello dell'acqua.

Conclusione

Possono esistere diversi altri segnali e sintomi che indicano la presenza di calcoli biliari nel fegato e nella colecisti di quanti sono ne stati menzionati nel presente capitolo: il dolore alla spalla destra, il gomito del tennista, la tenosinovite scapolo-omerale cronica, l'intorpidimento delle gambe e la sciatica, ad esempio, possono essere, ovviamente, legate ai calcoli epatici, che se rimossi, tuttavia, producono la scomparsa delle stesse condizioni osservate.

L'organismo è una rete di informazioni e ogni parte influenza e comunica con tutte le altre, di conseguenza indizi e sintomi apparentemente insignificanti sulla cute, negli occhi o su un dito dei piedi possono essere segni premonitori di un grave problema di salute: riconoscerli, procedere a un lavaggio epatico e della colecisti, e seguire contemporaneamente un regime dietetico e uno stile di vita salutari, permette di ricominciare a vedere segni di benessere fisico e vitalità. Per prevenire le malattie e godere sempre di ottima salute è necessario capire, innanzitutto, qual è la causa dei calcoli biliari.

CAPITOLO 3

Le Cause Più Comuni dei Calcoli Epatici

La bile è costituita da acqua, muco, pigmento biliare (bilirubina), sali biliari e colesterolo, nonché da enzimi e batteri innocui essenziali. Questo fluido verdastro è prodotto dalle cellule epatiche e scorre in piccoli canali, noti come *canalicoli biliari*, che si uniscono a formare canali di dimensioni più consistenti i quali, a loro volta, si collegano al *dotto epatico destro e al dotto epatico sinistro*. Questi due dotti epatici si uniscono poi a formare il *dotto biliare comune* che drena la bile dal fegato e fornisce alla colecisti la giusta quantità di bile richiesta per una corretta digestione.

Qualsiasi alterazione nella composizione della bile si riflette sulla solubilità dei suoi costituenti e, quindi, causa la formazione di calcoli epatici. Per una questione di semplicità, ho classificato i calcoli epatici in due tipi principali: *calcoli da colesterolo e calcoli pigmentati*. Alcuni calcoli da colesterolo sono composti da almeno il 60% di colesterolo e hanno un colore giallastro; altri hanno un colore verde pisello e sono generalmente soffici come stucco (questi possono essere costituiti al 95% da colesterolo). I *calcoli pigmentati* sono marroni o neri, a seconda del contenuto di pigmento colorato (bilirubina), possono essere calcificati, e sono più duri e solidi dei calcoli da colesterolo. Tuttavia, anche i calcoli da colesterolo possono diventare duri e calcificati: i calcoli calcificati si possono trovare solo nella colecisti.

Una composizione anomala della bile si può presentare in svariati modi: il colesterolo viene solitamente mantenuto in forma liquida grazie all'azione di solvente dei sali biliari e, ovviamente, dalla disponibilità di sufficienti quantitativi di acqua. Un aumento del colesterolo nella bile supera la capacità dei sali biliari, favorendo, quindi, la formazione di calcoli da colesterolo. Allo stesso modo, anche una diminuzione della quantità di sali biliari porta alla formazione di calcoli da colesterolo. Una scarsa assunzione di acqua diminuisce la fluidità della bile: se ciò accade, il colesterolo non può essere correttamente dissolto, ma, al contrario, si riformula in piccoli sassolini di colesterolo che, col tempo, crescono di dimensioni.

I calcoli pigmentati si formano quando aumenta nella bile il livello di pigmento biliare, la bilirubina, ovvero un prodotto di scarto della decomposizione dei globuli rossi: i soggetti che presentano quantità eccessive di calcoli da colesterolo nel fegato rischiano di sviluppare cirrosi epatica, anemia falciforme o altre malattie ematiche. Una qualsiasi di queste complicazioni può produrre concentrazioni più elevate di bilirubina nella bile e quindi portare alla formazione di calcoli da bilirubina nella colecisti.

Quando la composizione della bile nel fegato non è più equilibrata, i piccoli cristalli di colesterolo iniziano a combinarsi con altri componenti della bile, formando dei minuscoli grumi che ostruiscono gli ancora più piccoli canalicoli biliari. Questa condizione rallenta ulteriormente il flusso di bile, aggiungendo altra bile a questi piccoli grumi. Infine, i grumi aumentano di dimensioni in modo tale da essere chiamati calcoli: alcuni di questi calcoli "cresciuti" possono passare nei dotti biliari più larghi e unirsi ad altri calcoli o diventare sempre più grandi, favorendo l'ostruzione del flusso biliare anche nei dotti biliari più larghi. Una volta che molti dotti biliari più grandi sono congestionati, anche altre centinaia di dotti più piccoli vengono colpiti, dando origine a un circolo vizioso. Alla fine, perfino i dotti epatici iniziano a ostruirsi riducendo notevolmente la quantità di bile disponibile per il processo digestivo.

Un flusso biliare lento nel fegato altera ulteriormente la composizione della bile che, di conseguenza, si riflette sulla colecisti. Un piccolo grumo di bile nella colecisti può impiegare circa otto anni prima di diventare abbastanza grande da poter essere visibile e costituire una seria minaccia per il nostro stato di salute. È risaputo che 1 americano su 10 soffre di calcoli biliari alla colecisti: di questi 500.000 optano, ogni anno, per un intervento alla colecisti. Quello che, però, non si sa, è che quasi ogni individuo che presenta un problema di salute soffre di calcoli epatici. Inoltre, è stato stimato che il 95% degli adulti nei paesi industrializzati presenta calcoli nel sistema biliare epatico che possono causare molte più malattie rispetto ai calcoli nella colecisti. Per prevenire l'insorgere di malattie e dare inizio a un progresso reale e duraturo nella comprensione e nel trattamento della patologia, dobbiamo comprendere cosa, esattamente, disidrata il fluido biliare, ne altera la flora naturale, ne distrugge gli enzimi, ne aumenta il contenuto di colesterolo e ne modifica la quantità di pigmento biliare. Le quattro categorie a seguire fanno luce sulla maggior parte dei fattori responsabili della formazione di calcoli epatici.

1. Il Regime Alimentare

Il Problema della Sovralimentazione

Un regime alimentare poco variegato e ricco gioca probabilmente il ruolo principale nella produzione di una composizione biliare non equilibrata e, di conseguenza, di calcoli epatici. Tra tutti gli errori che possono caratterizzare un regime alimentare, la *sovralimentazione* fa rilevare gli effetti più gravi sullo stato di salute umano: consumando regolarmente troppo cibo o consumando cibo più frequentemente di quanto il corpo richieda per nutrirsi e sostenersi, i succhi gastrici (compresa la bile) si impoveriscono sempre di più e questa condizione permette che rimangano grandi quantità di cibo ingerito non digerito, favorendo la creazione di una fonte costante di attività microbica nociva. Di conseguenza, sempre più sostanze tossiche si soffermano nel tratto intestinale portando alla congestione del sistema linfatico e all'ispessimento del sangue, con il conseguente sovraccarico di tutte le funzioni epatiche ed escretorie.

I disturbi intestinali possono indebolire in maniera considerevole i sali biliari nel corpo e, quindi, causare la formazione di calcoli epatici. Tale condizione risulta particolarmente evidente se consideriamo l'elevato rischio di calcoli epatici che si registra tra i pazienti che soffrono della *Sindrome di Crohn* e altre forme di *Sindrome dell'Intestino Irritabile.*

Una condizione linfatica ed ematica non equilibrata causata dalla sovralimentazione porta a un flusso ematico ridotto nei lobuli epatici, alterando quindi la composizione biliare e generando calcoli epatici, i quali congestionano ulteriormente il sangue e la linfa, andando a disturbare il metabolismo di base dell'organismo. Più un individuo consuma cibo e meno sostanze nutritive diventano disponibili per le cellule del corpo: infatti, una costante sovralimentazione porta alla morte per inedia delle cellule creando il forte impulso verso una ingestione di ulteriore cibo superiore al normale. Il desiderio ripetuto di spuntini, noto come "voglie di cibo", è segno di una progressiva malnutrizione e di uno scompenso metabolico. Inoltre, indica un'attività epatica non equilibrata e la presenza di calcoli epatici.

Ma anche consumare cibo fino al punto di scoppiare o di non riuscire più a ingerire altro è un chiaro segno che lo stomaco ha raggiunto il proprio punto di disfunzione: i succhi gastrici nello stomaco, infatti, sono in grado di mescolarsi con il cibo ingerito solo fino a quando lo stomaco è vuoto ancora almeno per un quarto. Due tazze di cibo equivalgono a circa tre quarti della dimensione dello stomaco che è la quantità massima di cibo che lo stomaco può elaborare in un determinato momento. Di conseguenza, è meglio smettere di mangiare nel momento in cui sentite di poter mangiare ancora un po': alzarsi da tavola leggermente affamati migliora notevolmente le funzioni digestive ed evita che si originino calcoli epatici e malattie in futuro.

Mangiare Fuori Pasto

L'Ayurveda, la più antica scienza della salute, ritiene che *"mangiare prima di aver digerito il pasto precedente"* costituisce una della maggiori cause che porta all'insorgere di malattie. I fattori elencati a seguire rappresentano alcuni tra i motivi più comuni per cui la gente mangia fuori pasto:

- Una vita stressante e frenetica
- La tentazione generata da una grande varietà di cibo confezionato in modo attraente, elaborato e raffinato
- La convenienza di fare pasti veloci (con basso valore nutrizionale) praticamente in ogni momento.
- L'insoddisfazione prodotta dai cibi consumati in precedenza e, di conseguenza, l'insorgere di voglie di cibo
- Il consumo di cibo per consolazione e per evitare di affrontare le situazioni di insicurezza e paura.

Uno qualsiasi o tutti questi fattori insieme contribuiscono a creare abitudini alimentari irregolari in una elevata percentuale della popolazione odierna. Come regola generale, più cibi vengono elaborati, meno sostanze nutritive essi contengono; e meno sostanze nutritive essi contengono, più cibo abbiamo bisogno di consumare per soddisfare le esigenze nutrizionali quotidiane del nostro organismo [Attenzione: l'assunzione di integratori alimentari non può sostituire il cibo né fornire la soddisfazione che di solito si prova nel magiare ciò che il corpo richiede per digerire ed elaborare le sostanze nutritive con successo].

Abitudini alimentari irregolari, tra cui il consumo di cibo fuori pasto, disturbano notevolmente i ritmi biologici ben regolati dell'organismo: la maggior parte delle importanti secrezioni ormonali del corpo dipende infatti da cicli regolari di alimentazione, sonno e veglia. Ad esempio, la produzione di bile e di succhi gastrici intestinali, necessari per la decomposizione dei cibi nei componenti nutritivi di base, aumenta in modo naturale durante il mezzogiorno raggiungendo il proprio picco. Ciò suggerisce che è meglio consumare il pasto principale intorno a questo orario. Al contrario, la capacità digestiva dell'organismo risulta notevolmente diminuita durante le ore mattutine e serali: se, giorno dopo giorno, i pranzi consistono principalmente in spuntini, la colecisti non è in grado di spremerne *tutti* i contenuti negli intestini, lasciando indietro abbastanza bile per la formazione di calcoli epatici. Ricordate che la colecisti è naturalmente programmata per rilasciare la quantità massima di bile durante le ore centrali della giornata.

Inoltre, consumare solo pasti non sostanziosi a pranzo porta a insufficienze nutrizionali spesso espresse attraverso un frequente desiderio di cibo e bevande che promettono un aumento veloce dell'energia, tra cui: dolci, pasticcini, pane e pasta fatti con farina bianca (gli amidi si comportano come lo zucchero raffinato), cioccolato, caffè, tè nero, soda, ecc. Ad ogni spuntino, la colecisti rilascia un po' di bile; tuttavia, la secrezione di una minima quantità di bile non è sufficiente a svuotare completamente la colecisti e ciò aumenta, di conseguenza, il rischio di formazione di calcoli epatici.

Avere un desiderio costante di mangiare fuori pasto suggerisce un considerevole scompenso della funzionalità metabolica e digestiva: se decidete di mangiare qualcosa una o due ore dopo un pasto, ad esempio, lo stomaco è costretto a lasciare semi-digerito il cibo consumato precedentemente e a occuparsi, invece, di quello appena ingerito. Il cibo precedente inizia a fermentare e a putrefarsi diventando, quindi, una fonte di tossine nel tratto digestivo. Il cibo appena ingerito, al contrario, riceve solo una quantità inadeguata di succhi gastrici, rimanendo, anche questo, parzialmente digerito. Mentre il corpo è occupato nella digestione di un pasto, è semplicemente incapace di produrre e rilasciare quantità sufficienti di bile e altri succhi gastrici per trattare adeguatamente un nuovo pasto. Se questo processo continuo si ripete svariate volte assistiamo alla generazione di una quantità sempre maggiore di tossine e di una quantità sempre minore di sostanze nutritive. Entrambe queste situazioni stressanti causano una riduzione dei sali biliari e un aumento della produzione di colesterolo: di conseguenza il corpo non ha altra scelta se non quella di produrre calcoli epatici.

Per spezzare questo circolo vizioso vivete le fasi iniziali delle "voglie di cibo" con maggiore consapevolezza: ascoltate il vostro corpo quando vi segnala uno stato di malessere; chiedetevi cosa vuole *veramente*; se desiderate qualcosa di dolce optate per la frutta. In moti soggetti la voglia di mangiare è spesso segno di disidratazione: bere uno o due bicchieri di acqua può bloccare tale malessere. Allo stesso tempo, accertatevi di aver mangiato un pasto sostanzioso e nutriente a pranzo. Col tempo, e ammesso che abbiate depurato completamente il fegato, questo pasto principale provvederà a fornire al vostro organismo sostanze nutritive in quantità sufficiente da soddisfare quasi tutte le esigenze nutrizionali quotidiane, bloccando effettivamente le voglie di cibo e il desiderio di mangiare fuori pasto.

Consumare Pasti Serali Pesanti

Un disturbo alimentare simile si presenta quando il pasto principale della giornata viene consumato di sera: le secrezioni di bile e di enzimi digestivi sono notevolmente ridotti nel tardo pomeriggio e, soprattutto, dopo le 18. Per questo motivo, un pasto a base di cibi come carne, pollo, pesce, formaggio, uova, cibi grassi o fritti, ecc. non può essere digerito bene successivamente a questo orario. Al contrario, un pasto tanto ricco diventa fonte di depositi di scarti tossici negli intestini.

I cibi non digeriti rappresentano sempre una causa di congestione, prima nel tratto intestinale e quindi nella linfa e nel sangue: ciò influisce notevolmente sulla qualità della digestione durante i pasti della giornata. Gradualmente, il potere digestivo, determinato da equilibrate secrezioni di acido cloridrico, di bile e di enzimi digestivi si riduce causando effetti collaterali simili a quelli risultanti dalla sovralimentazione. Quindi, consumare pasti abbondanti la sera rappresenta uno dei maggiori fattori che contribuiscono allo sviluppo di calcoli epatici; inoltre, mangiare prima di coricarsi altera le funzioni digestive per gli stessi motivi: l'ideale sarebbe far trascorrere almeno tre ore tra il pasto e il coricarsi, per cui l'orario ideale per la cena è intorno alle 18.

Consumo Eccessivo di Proteine

Come già affrontato in precedenza in questo libro, un consumo eccessivo di proteine causa l'ispessimento e la congestione delle membrane basali dei vasi sanguigni (capillari e arterie), compresi i sinusoidi epatici[4], che impedisce alla maggior parte del colesterolo

---

[4] Il testo *Timeless Secrets of Health & Rejuvenation* dello stesso autore spiega dettagliatamente come il consumo eccessivo di cibi ricchi di proteine (di qualsiasi origine) si rifletta sull'apparato circolatorio e come la riduzione delle

da siero di lasciare il flusso ematico nei sinusoidi. Di conseguenza, le cellule epatiche suppongono che ci debba essere una carenza di colesterolo nell'organismo che stimoli le cellule epatiche ad aumentare la produzione di colesterolo fino a livelli spropositatamente alti (un'adeguata quantità di colesterolo è necessaria per proteggere le aree danneggiate nelle pareti delle arterie). Tuttavia, molte delle membrane e delle aperture dei sinusoidi sono congestionate da una fibra proteica accumulata (il collagene) e poiché questo impedisce ai sinusoidi di assorbire il colesterolo prodotto, questo è quasi totalmente costretto a lasciare il fegato attraverso i dotti biliari, mentre la bile, che secerne il colesterolo nell'intestino tenue, ne è eccessivamente saturata: ciò causa la formazione di piccoli grumi di cristalli di colesterolo, mescolati ai componenti biliari, all'interno dei dotti biliari epatici e della colecisti.

E' interessante come gli asiatici si nutrano generalmente con un tipo di alimentazione a basso contenuto proteico, ma raramente ad alto contenuto di grassi e, altrettanto raramente soffrano di calcoli di colesterolo nella colecisti. Dall'altro lato, i calcoli di colesterolo nella colecisti sono molto comuni tra gli americani, la cui dieta è ricca di proteine derivanti da carne e latte.

I grassi alimentari rivestono un ruolo solo secondario e quasi insignificante nell'aumento dei livelli di colesterolo nel sangue. Le cellule epatiche producono la maggior parte del colesterolo richiesto giornalmente dall'organismo per portare a termine i normali processi metabolici: è solo quando le membrane basali dei sinusoidi sono ispessite da depositi di proteine che il fegato aumenta la produzione di colesterolo fino a raggiungere livelli eccessivi. Altri fattori che possono generare quantità eccessive di proteine nel sangue comprendono lo stress, il consumo di sigarette e di bevande alcoliche o di caffè. Una volta che una quantità sufficiente di queste proteine degenerate si è depositata sulle pareti dei vasi sanguigni, le cellule epatiche, automaticamente, aumentano la produzione di colesterolo e l'effetto collaterale di questa risposta produce la formazione di calcoli epatici.

---

proteine nella nostra dieta elimini le placche arteriose che ostruiscono il flusso ematico verso il cuore.

Se non siete vegetariani, è meglio ridurre il consumo di carne, maiale, uova e formaggio, riducendo anche l'assunzione di minime quantità di altre proteine animali. Sebbene tutte le proteine animali siano in grado di generare calcoli epatici, la carne bianca, tra cui il pollo, il tacchino e il coniglio, causa il danno minore al fegato, ammesso che gli animali da cui deriva siano ruspanti e che tali carni non siano consumate più di una volta o due alla settimana; inoltre, è meglio evitare cibi fritti, che possono aggravare le condizioni della colecisti e del fegato. Una volta che inizierà a diminuire la vostra preferenza per la carne o altre proteine animali, sarete in grado di passare gradualmente a una dieta vegetariana equilibrata o, addirittura, vegana.

Oltre i 2/3 della popolazione mondiale è vegana, ovvero non consuma proteine animali, e non mostra sintomi di malattie degenerative quali patologie cardiache, cancro, osteoporosi, artrite, ecc. Circa il 95% delle proteine dell'organismo è riciclato, il resto viene prodotto dai batteri presenti nel tratto intestinale e/o apportato da cibi vegetali. L'idea comune secondo la quale è necessario consumare giornalmente cibi ricchi di proteine non solo è fuorviante, ma non è nemmeno supportata da evidenze scientifiche.[5] Il latte materno è il cibo più importante ed equilibrato per un neonato, tuttavia, rispetto al latte di mucca, esso ha un bassissimo contenuto proteico, ovvero solo circa l'1,5%: già dalle prime fasi di vita, la fisiologia che sta crescendo viene naturalmente ostacolata dall'assunzione di cibi altamente proteici ed è forse per questo motivo che i longevi vegani presentano la più bassa incidenza di calcoli epatici, patologie cardiache e cancro.[6]

Altri Cibi e Bevande

È risaputo che uova, carne di maiale, cibi grassi, cipolle, pollame, latte pastorizzato, gelato, caffè, cioccolato, agrumi,

---

[5] L'autore non ha mai consumato alcun cibo ad alto contenuto proteico per oltre 30 anni e non ha mai sofferto di insufficienza proteica.
[6] Per maggiori informazioni sul vegetarianismo e su una sana dieta vegetariana in base al tipo di organismo (Ayurvedico), fare riferimento al testo *Timeless Secrets of Health & Rejuvenation*.

cereali, fagioli (eccetto la soia) e noci, in quest'ordine, rappresentano la causa di attacchi alla colecisti in pazienti che soffrono di patologie alla stessa. Uno studio condotto nel 1968 ha rilevato che un intero gruppo di pazienti affetti da patologia della colecisti hanno evidenziato la scomparsa dei suoi sintomi semplicemente seguendo una dieta che escludeva tutti questi cibi, mentre la semplice aggiunta di uova a tale dieta ha provocato attacchi alla colecisti nel 93% dei pazienti: le proteine contenute nelle uova, in particolare, possono causare la formazione di calcoli epatici. I ricercatori ritengono che l'ingestione di sostanze che causano allergie facciano gonfiare i dotti biliari che, a loro volta, ostruiscono il flusso biliare proveniente dalla colecisti.

Tuttavia, tale assunto è vero solo in parte: dal punto di vista ayurvedico, la formazione di calcoli epatici è un *disturbo del tipo "Pitta"* che colpisce soprattutto il *tipo di organismo denominato Pitta*. Letteralmente Pitta in *Sanscrito* significa *bile*; la bile è naturalmente secreta in grandi quantità dai soggetti che rientrano in questa tipologia di organismo, ma è anche facilmente aggravata, ovvero le sue parti costituenti subiscono uno squilibrio quando uno qualsiasi dei cibi sopra descritti viene consumato in grandi quantità o regolarmente. Ciò non significa che i tipi Pitta sono naturalmente inclini a patologie della colecisti, ma, piuttosto, che questi individui non sono adatti alla digestione di questi cibi, perché non sono richiesti per la loro crescita e il loro sostentamento.

È risaputo che il tipo di organismo Pitta dispone di solo limitate quantità di enzimi per decomporre determinati cibi o bevande, tra cui i principali sono: *i prodotti caseari acidi, compreso il formaggio, lo yogurt e la panna acida; il tuorlo d'uovo; il burro salato; tutta la frutta con il guscio duro eccetto mandorle, noce pecan e noci; le spezie piccanti, ma anche ketchup, senape, sott'aceti, sale raffinato o elaborato; i condimenti per insalata contenenti aceto; i condimenti speziati (salse); gli agrumi e i succhi; tutti i frutti aspri e acerbi; lo zucchero non raffinato; tutti i grani (non macinati) come quelli contenuti in molti tipi di pane integrale; il riso integrale; le lenticchie; le bevande alcoliche; il tabacco; il caffè e il tè normale; la coca cola o altre bevande gassate; i dolcificanti artificiali; i conservanti e i coloranti; la maggior parte dei farmaci e degli oppiacei; il cioccolato e il cacao; il cibo precedentemente avanzato, congelato e cotto al microonde; tutte le bevande ghiacciate.*

Sebbene l'organismo di tipo Pitta sia maggiormente incline a sviluppare calcoli epatici, anche altri tipi di organismi sono a rischio se i soggetti consumano regolarmente cibi che possono non concordare con i loro fabbisogni naturali e di costituzione.[7] Inoltre, i cibi e le bevande elaborate e conservate alterano le funzioni epatiche in ogni tipo di organismo. Il cibo che contiene dolcificanti artificiali, tipo aspartame o saccarina, colpisce gravemente il fegato, la colecisti e il pancreas. Il consumo regolare di bevande alcoliche ha un effetto disidratante sulla bile e sul sangue e provoca depositi di grassi nel fegato; lo stesso vale per il consumo di cibi che contengono grandi quantità di zucchero o di bibite gasate e succhi di frutta, anch'essi ricchi di zuccheri. L'aumento del consumo di zuccheri tra i bambini può spiegare il motivo per cui una così elevata percentuale di giovani oggi ha già accumulato numerosi calcoli epatici, sebbene relativamente pochi bambini sviluppino normalmente calcoli alla colecisti nei primi anni di età. (Io conosco personalmente numerosi bambini malati che si sono sottoposti al lavaggio epatico espellendo centinaia di calcoli epatici). I bambini raramente producono calcoli epatici se seguono un'alimentazione bilanciata e vegetariana che sia ricca di frutta, verdura e carboidrati complessi.

Una Parola sugli Effetti del Sale Raffinato e Non Raffinato:

Il sale marino naturale contiene 92 minerali essenziali, mentre il sale marino adulterato contiene solo due elementi: sodio (Na) e cloro (Cl). In presenza di una insufficienza alimentare di questi elementi in tracce, le cellule perdono la loro capacità di controllare i propri ioni con terribili conseguenze per l'organismo umano. Sebbene l'equilibrio ionico viene perso e restaurato nell'arco di un solo minuto, le cellule del corpo iniziano a scoppiare causando disturbi nervosi, danni cerebrali o spasmi muscolari, ma anche l'interruzione del processo di rigenerazione cellulare.

---

[7] Per maggiori informazioni sulle diete stilate sulla base del tipo di organismo, fare riferimento al testo *Timeless Secrets of Health & Rejuvenation.*

Se ingerito, il sale marino naturale (acqua marina ricostituita) consente ai liquidi di attraversare liberamente le membrane del corpo, le pareti dei vasi sanguigni e i glomeruli (unità filtro) dei reni. Ogniqualvolta la concentrazione di cloruro di sodio aumenta nel sangue, l'acqua nei tessuti vicini è attirata verso quel sangue ricco di sale e questo, a sua volta, consente alle cellule di riassorbire il fluido intracellulare arricchito. I reni sani rimuovono facilmente il fluido salino; tuttavia, il sale raffinato rappresenta un grave rischio per il corpo in quanto impedisce questo attraversamento libero dei liquidi e dei sali minerali, facendo sì, di conseguenza, che i fluidi accumulati stagnino nelle articolazioni, nei dotti linfatici, nei linfonodi e nei reni. L'effetto di disidratazione provocato può portare alla formazione di calcoli epatici e a numerosi altri problemi di salute.

Il corpo richiede sale per digerire correttamente i carboidrati: in presenza di sale naturale, la saliva e le secrezioni gastriche sono facilmente in grado di decomporre l'accumulo fibroso dei carboidrati stessi. Nella sua forma dissolta e ionizzata, il sale facilita il processo digestivo e disinfetta il tratto gastro-intestinale.

Al contrario, il sale da tavola in commercio ha quasi l'effetto opposto: per rendere il sale resistente al riassorbimento dell'umidità e, quindi, per renderlo più comodo per il consumatore, i produttori aggiungono alla formulazione finale alcune sostanze chimiche note come essiccanti e diversi tipi di candeggina. Dopo l'elaborazione, il sale non può più mescolarsi o combinarsi con i liquidi del corpo umano e questo, inevitabilmente, indebolisce la maggior parte dei processi chimici e metabolici di base dell'organismo: la ritenzione idrica, i problemi renali e quelli legati alla pressione sanguigna sono le conseguenze più ovvie del consumo di sale. Il sale raffinato viene poi aggiunto a tantissimi cibi diversi e oltre il 50% della popolazione americana soffre di ritenzione idrica (la causa principale dell'aumento di peso e dell'obesità).

Prima di essere prodotto per il commercio, piuttosto che raccolto al naturale, il sale era considerato la merce più preziosa sulla terra, ancora più dell'oro. All'epoca dei Celti, il sale veniva utilizzato per curare i maggiori disturbi mentali e fisici, le ustioni più gravi e altre patologie. La ricerca ha dimostrato che l'acqua marina ristabilisce lo scompenso idroelettrolitico, un disturbo che può causare la perdita della risposta immunitaria, allergie e numerosi altri problemi di salute (per ulteriori dettagli fare riferimento al paragrafo sul Consumo di Sale Marino Non Raffinato, Capitolo 5). Oggi, il sale si è guadagnato una cattiva nomea e la gente ha imparato ad averne paura proprio come teme il colesterolo: molti medici curanti consigliano ai pazienti di non consumare sodio e cibi ricchi di sodio; tuttavia, vivere una vita senza sale significa aumentare il rischio di carenza di sali minerali e di minerali in tracce, ma anche dell'insorgere di numerose altre complicazioni.

Il sale oceanico celtico è un prodotto particolarmente buono da ingerire perché viene estratto naturalmente attraverso l'essiccazione al sole. Se assunto dissolto in acqua o aggiunto ai cibi, esso ha effetti profondi e positivi ai diversi livelli cellulari, e, inoltre, può essere utilizzato per depurare e detossicare il tratto gastro-intestinale dell'intestino (vedere anche *Mantenere Pulito il Colon*, Capitolo 5). Per acquistare il sale marino non trattato e non raffinato, fare riferimento alla "Elenco dei Fornitori" riportata in fondo al libro.

La Disidratazione

Molti individui, oggi, soffrono di disidratazione senza esserne consapevoli. La disidratazione è una condizione in cui le cellule corporee non ricevono una quantità sufficiente di acqua necessaria per svolgere i processi metabolici di base. Queste cellule si seccano per diversi motivi:

- Mancanza di assunzione di acqua (meno di un litro di acqua pura al giorno)
- Consumo regolare di bevande con effetti diuretici, ad esempio, caffè, tè, coca cola, soda e sostanze alcoliche compresi birra e vino;
- Consumo regolare di cibi o sostanze stimolati quali carne, spezie piccanti, cioccolato, zucchero, tabacco, sostanze stupefacenti, ecc.
- Stress

- La maggior parte dei farmaci
- Attività fisica eccessiva
- Soprappeso e aumento di peso eccessivo
- Guardare la TV per molte ore al giorno

Ognuno di questi fattori provoca l'ispessimento del sangue e, quindi, costringe le cellule a cedere acqua, utilizzata, di solito, per ripristinare lo spessore ematico; tuttavia, per evitare l'autodistruzione, le cellule iniziano a trattenere acqua aumentando lo spessore delle proprie membrane. Il colesterolo, una sostanza simile all'argilla, aiuta a circondare le cellule e a evitare la perdita di acqua cellulare. Sebbene questa misura di emergenza possa preservare l'acqua e salvare momentaneamente la vita alle stesse, essa riduce anche la capacità cellulare di assorbire nuova acqua e le sostanze nutritive più importanti. Parte dell'acqua e delle sostanze nutritive non assorbite vengono accumulate nei tessuti connettivi che circondano le cellule causando gonfiori e ritenzione idrica alle gambe, ai reni, sul volto, agli occhi, alle braccia e in altre parti del corpo; questa condizione porta a un considerevole aumento di peso, mentre al contempo il plasma del sangue e i fluidi linfatici iniziano a ispessirsi e a congestionarsi. La disidratazione, inoltre, influisce sulla naturale fluidità della bile e, quindi, favorisce la formazione di calcoli epatici.

Tè, caffè, coca cola e cioccolato hanno in comune la stessa tossina nervosa (stimolante), ovvero la *caffeina*, che viene facilmente rilasciata nel sangue avviando una risposta immunitaria potente che può aiutare a neutralizzare ed eliminare questa sostanza irritante tossica che stimola le ghiandole surrenali e, nella stessa misura, molte cellule del corpo a rilasciare gli ormoni dello stress, l'adrenalina e il cortisolo, nel flusso ematico. L'improvviso impeto di energia che ne risulta viene comunemente definito "reazione di difesa o fuga di Cannon". Se il consumo di sostanze stimolanti persiste regolarmente, il corpo inizia a deteriorarsi e a diventare inefficiente. La secrezione quasi costante degli ormoni dello stress, che sono componenti altamente tossici all'interno dell'organismo e per noi stessi, infine, altera la composizione chimica del sangue e causa danni al sistema nervoso e immunitario. Le future risposte di difesa vengono indebolite e il corpo risulta maggiormente incline a sviluppare infezioni e altri disturbi.

La sferzata di energia che si prova dopo aver bevuto una tazza di caffè non è un risultato diretto della caffeina, ma un tentativo del sistema immunitario di liberarsene. Un sistema immunitario sovraeccitato e represso non è in grado di fornire l'aumentato fabbisogno di adrenalina e cortisolo "energizzanti" richiesti per liberare il corpo dalla tossina nervosa acida (caffeina). A questo punto, le persone affermano di essersi assuefatte a una sostanza stimolante, come il caffè, e quindi tendono ad aumentarne l'assunzione per tornare a provarne i "benefici". L'espressione comune "Muoio dalla voglia di bere una tazza di caffè" riflette il rischio di questa situazione.

Dal momento che le cellule del corpo devono continuamente sacrificare il proprio contenuto d'acqua per rimuovere la tossina nervina, *caffeina,* il consumo regolare di caffè, tè, o coca cola le disidrata: per ogni tazza di tè o caffè bevuta, l'organismo deve raccogliere circa 2-3 tazze di acqua solo per rimuovere le sostanze stimolanti, un lusso, questo, che non può permettersi; e lo stesso vale per le bibite, i farmaci o qualsiasi altra sostanza stimolante, tra cui, anche, guardare la TV per molte ore (fare riferimento alla sezione *Stile di vita* per ulteriori informazioni a riguardo). Come regola generale, quindi, tutte le sostanze stimolanti hanno un effetto disidratante sulla bile, sul sangue e sui succhi gastrici.

Rapida Perdita di Peso

I soggetti in soprappeso corrono maggiori rischi di sviluppare calcoli epatici rispetto a quanti godono di un peso normale ed è indiscutibile che sia possibile ottenere importanti benefici sulla salute perdendo i chili di troppo, come, ad esempio, normalizzare la pressione sanguigna, gli zuccheri nel sangue e i livelli di colesterolo.

Tuttavia, una rapida perdita di peso attraverso programmi alimentari che consigliano un'assunzione giornaliera di calorie molto bassa aumenta il rischio che un individuo sviluppi calcoli biliari nel fegato e nella colecisti. Alcune diete ipocaloriche non contengono grassi in quantità sufficiente da consentire alla colecisti di contrarsi adeguatamente e quindi svuotare la bile che contiene. Un pasto o uno spuntino con circa 10 grami di grasso è necessario per fare in modo che la colecisti si contragga normalmente: se ciò non accade, la colecisti trattiene la bile che, successivamente, causa la formazione di calcoli.

L'obesità è associata a una maggiore secrezione di colesterolo nei dotti biliari che aumenta il rischio di sviluppare calcoli da colesterolo. Quando i soggetti obesi fanno rilevare una rapida e sostanziale perdita di peso seguendo un programma alimentare non bilanciato, il corpo congestionato e, quindi, sottonutrito, cerca di utilizzare le sostanze nutritive e i componenti grassi prendendoli dai depositi delle riserve: ciò aumenta velocemente il contenuto di grassi nel sangue aumentando, di conseguenza, il rischio di formazione di calcoli. La formazione improvvisa di calcoli epatici nei soggetti che seguono un programma per la perdita rapida del peso sembra essere il risultato dell'aumento di colesterolo e della diminuzione dei sali biliari nella bile.

I calcoli epatici sono comuni anche tra i pazienti obesi che perdono peso rapidamente dopo un intervento di bypass gastrico (l'intervento di bypass gastrico riduce le dimensioni dello stomaco in modo da evitare che l'individuo consumi cibo in eccesso). Uno studio ha scoperto che oltre un terzo (38%) dei pazienti che hanno subito un intervento di bypass gastrico hanno sviluppato calcoli epatici subito dopo, con maggiori probabilità di formazione entro i primi mesi dopo l'operazione. I risultati della ricerca, tuttavia, fanno riferimento solo ai calcoli alla colecisti; il danno causato al fegato stesso attraverso questa procedura è probabilmente di gran lunga superiore a quello causato da pochi calcoli nella colecisti.

Se una perdita di peso notevole o rapida aumenta il rischio di sviluppare calcoli biliari, è ovvio che per ridurne il rischio è necessario perdere peso in modo più graduale. Infatti, questo problema si risolve quando i depositi dei prodotti di scarto, compresi i calcoli epatici, vengono rimossi dal corpo e si vive seguendo uno stile di vita equilibrato e una dieta appropriata.[8] In

---

[8] Per maggiori dettagli fare riferimento al testo *Timeless Secrets of Health & Rejuvenation* dello stesso autore.

tali casi, una perdita di peso non *aumenta* il rischio di disturbi alla colecisti, ma lo *riduce*: eliminando tutti i calcoli dal fegato e dalla colecisti, un individuo obeso può notevolmente migliorare le proprie funzioni digestive e guadagnare energia piuttosto che aumentare i prodotti di scarto. Tale approccio elimina gli effetti collaterali dannosi che possono essere associati a un'improvvisa perdita di peso.

Diete a Basso Contenuto di Grassi

La promozione di una dieta a basso contenuto di grassi come *la dieta più salutare di tutte* può essere considerata parzialmente responsabile del continuo aumento di disturbi al fegato e alla colecisti tra la popolazione dell'emisfero occidentale. I cibi ricchi di proteine sono ancora considerati i cibi più importanti per fornire forza e vitalità fisica; i grassi, dall'altro lato, sono stati marchiati come le cause di molte delle odierne malattie croniche. Tuttavia, i grassi da soli non possono essere ritenuti responsabili dell'insorgere di patologie come l'arteriosclerosi.

All'inizio del ventesimo secolo, gli attacchi di cuore erano estremamente rari nel mondo. Da allora, il consumo pro-capite di grassi è rimasto quasi lo stesso. Ciò che è invece aumentato notevolmente nelle aree benestanti del mondo, soprattutto a partire dalla Seconda Guerra Mondiale, è il consumo di proteine: il consumo eccessivo di cibi proteici nei paesi industrializzati ha causato l'insorgere di un numero senza precedenti di patologie circolatorie e di casi di morte improvvisa per attacchi di cuore. Al contrario, questi disturbi di salute si presentano solo in casi rarissimi tra i gruppi etnici che seguono principalmente una dieta vegetariana. Infatti, un rapporto pubblicato dalla American Medical Association afferma che una dieta vegetariana potrebbe evitare il 97% dei casi di trombosi che causano un attacco di cuore.

Sebbene una dieta vegetariana bilanciata possa contenere quantità ancora maggiori di grassi, questi non sembrano avere effetti dannosi sull'apparato circolatorio. Per contro, un eccessivo consumo di proteine di origine animale causa l'ispessimento dei vasi sanguigni epatici provocando la formazione di calcoli epatici che diminuiscono la produzione di bile nel fegato. La riduzione delle secrezioni di bile diminuisce la capacità dell'organismo di digerire i grassi. A causa di indigestioni, aumento di peso e altri disturbi che insorgono di conseguenza, si consiglia naturalmente di ridurre il consumo di grassi; tuttavia, questo impedisce ulteriormente alla colecisti di svuotare completamente il suo contenuto di bile creando più problemi nella digestione dei grassi. Infine, il corpo esaurirà i grassi essenziali e utili e le vitamine liposolubili. Questa condizione stimola il fegato ad aumentare la produzione di colesterolo favorendo la formazione di un numero ancora maggiore di calcoli: meno grassi l'organismo riceve attraverso il cibo e più peggiora la situazione, ma dato che i grassi non possono essere digeriti correttamente, il corpo entra in un circolo vizioso che, nella maggior parte dei casi, può essere bloccato esclusivamente attraverso la rimozione di *tutti* i calcoli biliari dal fegato e dalla colecisti per aumentare gradualmente l'assunzione di grassi fino a livelli normali.

Il latte scremato, ad esempio, può essere una delle cause che danno inizio a questo circolo vizioso: al suo stato naturale, il latte inero contiene la quantità giusta di grassi richiesta per la digestione delle proteine del latte. Senza questa quantità naturale di grassi nel latte la colecisti non viene stimolata a rilasciare l'esatta quantità di bile richiesta per digerire sia le proteine sia i grassi del latte. Quindi, le proteine e i grassi non vengono digeriti dal tratto gastro-intestinale: le proteine vanno in putrefazione e i grassi diventano rancidi. Tutto questo causa una grave congestione linfatica come si nota spesso nei bambini allattati artificialmente che soffrono di coliche intestinali e può essere responsabile anche della formazione di calcoli epatici in bambini molto piccoli. Perfino il *latte intero,* venduto oggi nei supermercati, presenta un contenuto di grassi ridotto sicuramente non sufficiente a rendere il latte digeribile per la maggior parte delle persone.[9]

---

[9] Per maggiori informazioni riguardo ai pericoli che comporta il consumo di cibi senza grassi o "light", ma anche il latte, fare riferimento al testo *Timeless Secrets of Health & Rejuvenation* dello stesso autore.

2. I Farmaci

La Terapia Ormonale Sostitutiva (TOS) e le Pillole Contraccettive

Il rischio di sviluppare calcoli epatici è quattro volte superiore tra le donne che tra gli uomini. In particolare, è elevato nelle donne che hanno utilizzato o utilizzano pillole contraccettive e sostituti ormonali. Secondo una ricerca medica, i contraccettivi orali e altri *estrogeni* raddoppiano la possibilità che le donne sviluppino calcoli epatici: l'ormone femminile, l'*estrogeno*, contenuto nelle pillole contraccetive e nei sostituti ormonali aumenta infatti il colesterolo biliare e diminuisce la contrazione della colecisti. Di conseguenza, l'estrogeno può essere responsabile non solo della formazione di calcoli biliari nel fegato e nella colecisti, ma anche di molte altre patologie causate da una ridotta funzionalità degli stessi organi. Precedenti ricerche mediche hanno puntato il dito anche contro il *progesterone* contenuto nei farmaci per la TOS come causa dello sviluppo di calcoli epatici.

Le donne che vanno in menopausa possono alleviare i sintomi ad essa associati sottoponendosi a una serie di lavaggi epatici: il miglioramento dell'attività epatica e l'aumento della produzione di bile, in particolare, possono impedire e addirittura invertire il processo di osteoporosi e altri disturbi alle ossa/articolazioni se si segue anche una dieta e uno stile di vita equilibrati.

Altri Farmaci

I farmaci prescritti ai pazienti per diminuire i grassi contenuti nell'organismo (lipidi) compreso il *clofibrato* (Atromid-S) o farmaci simili per ridurre il livello di colesterolo, in realtà, aumentano le concentrazioni di colesterolo nella bile e, quindi, aumentano il rischio di calcoli epatici. Questi farmaci diminuiscono i livelli di grassi nel sangue che dovrebbero invece completare: questo fa sì che le cellule epatiche suppongano che il corpo stia esaurendo la propria scorta di grassi e, quindi producono maggiori quantità di colesterolo che viene, poi, secreto nei dotti biliari. La composizione sbilanciata della bile (colesterolo in eccesso) provoca calcoli biliari sia nel fegato sia nella colecisti. L'*octreotide*, un farmaco delle nuove generazioni di "statine", impedisce alla colecisti di svuotarsi dopo un pasto ricco di grassi, lasciando una grande quantità di bile che da origine a calcoli. I pericoli implicati in tale metodo di intervento medico sono ovvi: essi sono ben più seri dell'aumento dei livelli di grassi nel sangue (contrariamente a quanto comunemente ritenuto, non esistono prove scientifiche, fino ad ora, che dimostrino che una patologia cardiaca sia causata da elevate quantità di grassi nel sangue).

Secondo diversi studi pubblicati su varie riviste mediche, come ad esempio Lancet, esistono determinati antibiotici che possono causare la formazione di calcoli epatici: uno di questi è il *ceftriaxone*, utilizzato nella cura delle infezioni del tratto respiratorio inferiore, nelle infezioni cutanee e del tratto urinario, nelle malattie infiammatorie pelviche, nelle infezioni alle ossa e alle articolazioni, e nella meningite.

In allo stesso modo, i farmaci anti-rigetto somministrati ai pazienti che hanno subito un trapianto di reni o di cuore, aumentano la probabilità di formazione di calcoli epatici. Inoltre, il *tiazide*, pillole diuretiche utilizzate per controllare la pressione alta nel sangue, può provocare malattie della colecisti in pazienti già sofferenti di calcoli biliari. E ancora, i bambini che assumono *furosemide* hanno maggiori probabilità di sviluppare i calcoli epatici secondo quanto affermato da una ricerca pubblicata sul *Journal of Perinatology,* mentre le *prostaglandine* non hanno meno effetti collaterali.

Tutti i farmaci sono tossici per natura e richiedono una detossicazione da parte del fegato. Tuttavia, una funzione epatica indebolita consente a molte sostanze chimiche velenose di penetrare nella bile, alterando l'equilibrio naturale di questi costituenti e portando allo sviluppo di calcoli biliari nel fegato e nella colecisti. Vale la pena di ricordare che le scoperte sopra menzionate si riferiscono solo a calcoli biliari nella colecisti e non rivelano la gravità del danno che questi farmaci possono causare al fegato stesso. Se i farmaci sono in grado di formare alcuni calcoli biliari all'interno della colecisti, possiamo supporre che essi producano centinaia, se non migliaia, di altri calcoli nei dotti biliari epatici. Ho svariate volte osservato personalmente che i soggetti sottoposti a cure di farmaci in passato presentano molti più calcoli epatici dei pazienti che non ne hanno assunti affatto. Le cure sintomatiche presentano sempre il conto alla fine: l'indebolimento delle funzioni epatiche di base. È molto più facile e curativa la rimozione di tutti i calcoli epatici, il ripristino dei valori ematici normali, il miglioramento della digestione e la rimozione dei prodotti di scarto, piuttosto che la soppressione dei sintomi di qualsiasi malattia. I sintomi *non* sono la malattia, indicano solo che l'organismo sta cercando di salvarsi e di proteggersi: essi evidenziano il bisogno del corpo in termini di attenzioni, sostegno e cura.

3. Lo Stile di Vita

Alterazioni dell'Orologio Biologico

Il modo in cui organizziamo e viviamo le nostre vite ha un considerevole impatto sul funzionamento del nostro organismo. L'efficienza e l'attività del corpo dipendono principalmente da ritmi biologici predefiniti in sincronia con i cosiddetti *ritmi circadiani* della natura che sono strettamente legati ai movimenti del nostro pianeta intorno al sole e al suo asse. Inoltre, essi sono influenzati dai movimenti della luna e di altri pianeti rispetto alla posizione della terra.

Il nostro corpo segue oltre 1.000 di questi ritmi di 24 ore: ogni singolo ritmo controlla la tempistica legata a un aspetto delle funzioni del nostro organismo, tra cui la frequenza cardiaca, la pressione sanguigna, la temperatura corporea, i livelli ormonali, la secrezione di succhi gastrici e, perfino, la soglia del dolore. Tutti questi ritmi sono ben coordinati gli uni con gli altri e sono controllati da una sorta di pacemaker cerebrale: i ben noti *nuclei soprachiasmatici*. Quest'area del cervello presiede all'alimentazione delle cellule nervose che sembrano regolare gli orologi dei nostri ritmi biologici: se un ritmo viene in qualche modo alterato, anche gli altri ritmi, di conseguenza, perdono equilibrio. Infatti, esistono numerosi disturbi che possono insorgere dall'interferenza di uno o più ritmi biologici quale risultato di "errori" nel nostro stile di vita.

Il paragrafo a seguire tratterà alcune delle più comuni "deviazioni" che colpiscono in particolare il funzionamento del fegato e della colecisti. Armonizzando la nostra routine giornaliera con il programma naturale dell'organismo, è possibile sostenerlo nel suo sforzo continuo per nutrirsi, purificarsi e guarirsi, evitando così anche che nuovi problemi di salute insorgano in futuro.

I Cicli Naturali di Sonno/Veglia

I cicli naturali di sonno/veglia e i processi base del nostro corpo sono regolati dall'alternarsi del giorno e della notte: l'arrivo della luce del giorno avvia il rilascio di ormoni potenti (*glucocorticoidi*) di cui i principali sono il *cortisolo* e il *corticosterone*. La loro secrezione presenta una variazione circadiana marcata: questi ormoni, infatti, regolano alcune delle più importanti funzioni dell'organismo, tra cui il metabolismo, il livello di zuccheri nel sangue e la risposta immunitaria; i picchi di secrezione di questi ormoni si presentano tra le 04:00 e le 08:00 della mattina e vanno diminuendo gradualmente con il passare della giornata. I livello più bassi si registrano tra mezzanotte e le 03:00 del mattino.

Le persone cambiano il proprio naturale programma giornaliero di sonno/veglia in molti modi: la punta massima del ciclo di cortisolo cambia se, ad esempio, ci si corica regolarmente dopo mezzanotte, invece di coricarsi prima delle 22:00, e/o ci si alza al mattino dopo le 08:00 o le 09:00, invece di alzarsi con il sorgere del sole, ovvero intorno alle 06:00. Questo spostamento di orario ormonale può creare condizioni caotiche nell'organismo: i materiali di scarto che si sono accumulati nel retto e nella vescica durante la notte, e che dovrebbero essere normalmente eliminati tra le 06:00 e le 08:00 della mattina, vengono infatti parzialmente trattenuti e riassorbiti; quando si alterano i cicli naturali di sonno/veglia, i ritmi biologici dell'organismo perdono la sincronia con i ritmi regolati dal buio/luce. Tale condizione può portare a numerosi tipi di disturbi tra cui patologie croniche epatiche, respiratorie e cardiache.

Un ciclo di *cortisolo* alterato può causare anche gravi problemi di salute: è stato scoperto che ictus e attacchi di cuore si presentano maggiormente durante le ore mattutine piuttosto che in altri momenti della giornata. I grumi di sangue, infatti, si formano più rapidamente intorno alle 8 della mattina, e anche la pressione sanguigna aumenta al mattino, rimanendo elevata fin nel tardo pomeriggio, per poi diminuire verso le 18:00 circa e raggiungere il proprio minimo durante la notte. Per supportare i ritmi circolatori e ormonali di base nell'organismo, è quindi meglio coricarsi presto (prima delle 22:00) e alzarsi non più oltre il sorgere del sole (l'ideale sarebbe intorno alle 06:00). [Attenzione: questi orari cambiano in base alle stagioni: durante l'inverno possiamo aver bisogno di dormire un po' di più, mentre in estate un po' meno.]

Uno degli ormoni più potenti secreti dalle *ghiandole pineali* è la *melatonina*, un neurotrasmettitore la cui secrezione inizia tra le 21:30 e le 22:30 (in funzione dell'età) induce a sonnolenza. Essa raggiunge i livelli massimi tra le 01:00 e le 02:00 della mattina e raggiunge i propri livelli minimi durante le ore meridiane. La ghiandola pineale controlla la riproduzione, il sonno e l'attività motoria, la pressione del sangue, il sistema immunitario, l'ipofisi e le ghiandole tiroidee, la crescita cellulare, la temperatura corporea e molte altre funzioni vitali: tutte, comunque, dipendono da un regolare ciclo di melatonina che può essere alterato coricandosi tardi la sera e lavorando nel turno di notte.

Il cervello, inoltre, sintetizza la *serotonina*, un neurotrasmettitore molto importante associato al nostro benessere fisico e psicologico che influenza i ritmi del giorno e della notte, il comportamento sessuale, la memoria, l'appetito, l'impulsività, la paura e, perfino, le tendenze suicide. Al contrario della melatonina, la serotonina aumenta con la luce del giorno ed è stimolata anche dall'esercizio fisico e dagli zuccheri. Se ci si alza tardi la mattina, la risultante mancanza di esposizione a un numero sufficiente di ore di luce riduce i livelli di serotonina durante il giorno e, dato che la melatonina è un prodotto di decomposizione della serotonina, ne diminuisce i livelli durante la notte.

Qualsiasi deviazione dai ritmi circadiani causa secrezioni anomale di ormoni cerebrali, ovvero di melatonina e serotonina, e ciò, a sua volta, altera i ritmi biologici sconvolgendo il funzionamento armonioso dell'intero organismo, compreso il metabolismo e l'equilibrio endocrino. Improvvisamente ci sentiamo "confusi" e diveniamo suscettibili a un'ampia gamma di disturbi, da un semplice mal di testa alla depressione fino a un tumore.

La produzione degli ormoni della crescita. che stimolano la crescita nei bambini e aiutano a preservare i muscoli e i tessuti connettivi negli adulti, dipende anche da adeguati cicli di sonno. Il sonno, infatti, avvia la produzione degli ormoni della crescita: la secrezione massima avviene intono alle 23:00, ammesso di coricarsi prima delle 22:00. Questo breve periodo coincide con la fase di "sonno pesante" a cui spesso si fa riferimento come "sonno di bellezza", perché è durante questo periodo che il corpo si purifica e svolge la sua attività principale di riparazione e ringiovanimento. Dormendo poco, quindi, la produzione degli ormoni della crescita diminuisce notevolmente: le persone che lavorano nei turni di notte fanno registrare una maggiore incidenza di insonnia, infertilità, patologie cardiovascolari e problemi di stomaco; inoltre, diminuisce il rendimento e la percentuale di incidenti è superiore durante la notte.

Gli Orari Naturali dei Pasti

L'Ayurveda, la *Scienza della Vita*, migliaia di anni fa dichiarò che per mantenere il benessere fisico e emotivo, il corpo deve essere nutrito in base a un programma naturale. Come moltissime altre funzioni corporee, anche il processo digestivo è controllato dai ritmi circadiani: le secrezioni di bile e di altri succhi gastrici raggiungono il livello massimo a mezzogiorno e il minimo durante la notte. Per questo motivo, è meglio consumare il pasto principale intorno a mezzogiorno e pasti più leggeri a colazione e a cena: ciò consente al corpo di digerire correttamente i cibi e di assorbire la quantità esatta di sostanze nutritive necessarie per il mantenimento delle funzioni dell'organismo. Per evitare l'interferenza con la secrezione di succhi gastrici a pranzo, è ideale fare colazione non più tardi delle 8 del mattino, mentre la cena viene digerita più efficacemente mangiando in un orario compreso tra le 18:00 e le 19:00.

Qualsiasi alterazione prolungata di questo ciclo, sia essa causata da abitudini alimentari irregolari o perché viene attribuita maggiore importanza alla cena e/o alla colazione, porta ad un accumulo di cibi non digeriti e a una congestione linfatica ed ematica. Inoltre, ciò altera il nostro istinto naturale: se fosse ben vivo e sviluppato, ci indurrebbe mangiare solo i cibi adeguati per il nostro tipo di organismo e, soprattutto, nel momento in cui li possiamo digerire al meglio. Una delle cause principali della formazione di calcoli epatici è l'accumulo di cibo non correttamente digerito nel tratto intestinale: consumare pasti irregolari o sostanziosi durante le ore del giorno in cui il corpo non è preparato a produrre adeguate quantità di succhi gastrici genera più prodotti di scarto di quelli che il corpo è in grado di eliminare. (fare riferimento anche a Patologie dell'Apparato Digestivo, Capitolo 1).

4. Cause Diverse

Guardare la Televisione per Molte Ore

La ricerca scientifica ha dimostrato che guardare la televisione può aumentare notevolmente la produzione di colesterolo nel corpo. Inoltre, il colesterolo è un ormone dello stress che aumenta in caso di tensione fisica o mentale: lo "stress da televisione" è particolarmente marcato tra i bambini che possono far registrare un aumento fino al 300% di colesterolo in poche ore passate davanti alla televisione. Tali eccessive secrezioni di colesterolo alterano la composizione della bile che causa la formazione di calcoli epatici.

L'esposizione alla televisione rappresenta una grande sfida per il cervello: l'elaborazione del flusso di stimoli recepiti provenienti da un enorme numero di immagini che cambiano rapidamente sullo schermo della TV in ogni secondo, va ben oltre la capacità del cervello. Lo stress e la tensione che ne risultano fanno sentire il proprio peso: la pressione del sangue aumenta per aiutare a spostare più ossigeno, glucosio, colesterolo, vitamine e altre sostanze nutritive all'interno dell'organismo, compreso il cervello, ma tutti questi elementi vengono rapidamente esauriti a causa del duro lavoro cerebrale cui siamo sottoposti; a questo aggiungiamo poi la tensione associata al contenuto di alcuni programmi (violenza, suspense e il rumore di spari, automobili, urla ecc.) e il fatto che le ghiandole surrenali rispondono con dosi di adrenalina per preparare il corpo alla reazione di "difesa o fuga". Questa risposta stressante, a sua volta, contrae o restringe i vasi sanguigni grandi e piccoli del corpo, provocando una carenza di acqua, zuccheri o altre sostanze nutritive nelle cellule.

Questo effetto potrebbe produrre diversi tipi di sintomi: ci si può sentire stanchi, spossati, esausti, rigidi all'altezza del collo e delle spalle, provare un senso di sete eccessivo, apatici, depressi e perfino troppo stanchi per coricarsi. È risaputo che lo stress avvia la produzione di colesterolo nel corpo e dato che il colesterolo è l'ingrediente di base dell'ormone dello stress, una situazione stressante utilizza grandi quantità di colesterolo per produrre questi ormoni. Per compensare la perdita di colesterolo, il fegato ne aumenta la produzione: se il corpo non si preoccupasse di aumentare i livelli di colesterolo durante tali esperienze stressanti, avremmo milioni di "casi di morte dovuti a televisione". E ancora, lo stress si presenta con un congruo numero di effetti collaterali, uno dei quali è proprio la formazione di calcoli epatici.

Lo Stress Emotivo

Uno stile di vita stressante può alterare la flora naturale (popolazione batterica) della bile causando, quindi, la formazione di calcoli epatici. Uno dei principali fattori che causano stress è quello di non avere abbastanza tempo per se stessi: se non ci si concede abbastanza tempo ci si sente sotto pressione. Una continua pressione è causa di frustrazione e, alla fine, la frustrazione si trasforma in rabbia che, a sua volta, è un indice di grave stress. La rabbia ha un forte effetto sul corpo: esso può essere misurato dalle quantità di adrenalina e noradrenalina secrete nel sangue dalle ghiandole surrenali. Se sottoposti a forte stress o eccitamento, questi ormoni aumentano la frequenza e la forza del battito cardiaco e la pressione del sangue e restringono i vasi sanguigni nelle ghiandole secretorie dell'apparato digestivo. Inoltre, limitano il flusso di succhi gastrici tra cui gli acidi dello stomaco e la bile, ritardano il movimento in avanti e l'assorbimento di cibo e inibiscono l'eliminazione di urina e feci. Quando il cibo non viene più digerito in modo corretto e il corpo non riesce più a rilasciare notevoli quantità di prodotti scarto tramite gli organi escretori, ogni parte del corpo ne viene colpita: ovviamente anche il fegato e la colecisti. Questo effetto congestionante, risultante dalla risposta a uno stress, genera un grande malessere a livello cellulare ed è avvertito come disturbo emotivo. Lo stress cronico o, piuttosto, l'incapacità di combatterlo è oggi ritenuto responsabile dell'85-95% di tutte le patologie alle quali ci si riferisce comunemente come *patologie psicosomatiche*. Le occlusioni indotte dallo stress non richiedono solo una profonda depurazione fisica, come le epurazioni del fegato, del colon e dei reni, ma anche approcci che diano inizio al rilassamento.[10]

In fase di rilassamento, il corpo, la mente e le emozioni entrano in una modalità che supporta e migliora tutte le funzioni del corpo: i vasi sanguigni contratti si riaprono, i succhi gastrici scorrono, gli ormoni sono equilibrati e i prodotti di scarto vengono eliminati facilmente. Quindi, il miglior antidoto per lo stress e i suoi effetti nocivi sono i metodi di rilassamento tra cui la meditazione, lo yoga, il tempo trascorso nella natura, il gioco con bambini e animali domestici, la produzione o l'ascolto di musica, ecc. Per stare al passo con i ritmi imposti dalla vita moderna, ma riuscire a concedere al sistema nervoso abbastanza tempo per rilassarsi e rilasciare qualsiasi tensione accumulata, è assolutamente vitale concedere almeno un'ora al giorno a se stessi, preferibilmente in silenzio.

Se avete passato periodi stressanti nella vostra vita, o al momento avete difficoltà a calmarvi o rilassarvi, trarrete notevole beneficio da un lavaggio epatico. La presenza di calcoli epatici, in sé, rappresenta una della cause maggiori di costanti risposte da stress all'interno dell'organismo, di conseguenza, eliminando questi calcoli ritornerete ad un naturale stato di calma e relax. Inoltre, potreste scoprire che, una volta depurato il fegato, vi

---

[10] Nel libro *Its Time to Wake Up*, Andreas Moritz propone alcuni semplici, ma profondi metodi per rilassarsi.

arrabbierete molto meno per determinate situazioni, con certe persone o con voi stessi, indipendentemente dalle circostanze.[11]

Le Cure Convenzionali per il trattamento dei Calcoli Epatici

Le cure convenzionali per il trattamento dei calcoli epatici mirano a dissolvere i calcoli siti nella colecisti oppure a rimuovere la colecisti tramite intervento chirurgico. Tuttavia, queste cure non hanno alcun effetto sulle grandi quantità di calcoli che congestionano i dotti biliari epatici. Vorrei sottolineare, a questo punto, che ogni individuo che presenta calcoli biliari nella colecisti è soggetto ne ha una quantità ancora maggiore nel fegato. L'asportazione della colecisti o dei calcoli *non* aumenta, sostanzialmente, il flusso biliare in quanto i calcoli bloccati nei dotti biliari epatici continuano a frenare il flusso di bile; perfino in caso di asportazione chirurgica della colecisti la situazione continua a rimanere problematica per il corpo: dal momento che la pompa di spinta della bile (la colecisti) viene a mancare, la poca bile messa a disposizione dal fegato fluisce a gocce, e , di conseguenza, il flusso non controllato di bile nel tratto intestinale continua a causare i principali disturbi digestivi e di assorbimento del cibo soprattutto se contiene grassi. Il risultato è una quantità sempre maggiore di prodotti tossici di scarto che si accumulano nel tratto intestinale e nel sistema linfatico. La limitata capacità di digerire e assimilare grassi stimola le cellule epatiche ad aumentare la produzione di colesterolo e l'effetto collaterale derivante da questa manovra di emergenza dell'organismo è proprio la formazione di un maggior numero di calcoli nei dotti biliari epatici. Da ciò ne consegue che asportare la colecisti non costituisce la soluzione ai problemi di digestione, ma, piuttosto, la causa di ulteriori e ancor più serie complicazioni per l'organismo, tra cui cancro e patologie cardiache.

---

[11] Per comprendere appieno le emozioni e le loro cause principali e, quindi, liberarvi dalle loro limitazioni, fare riferimento al libro *Lifting the Veil of Duality - Your Guide to Living without Judgment* dello stesso autore.

Qualsiasi trattamento della colecisti, per quanto avanzato e sofisticato possa essere, può solo essere considerata una goccia in un oceano in quanto non elimina il problema principale ovvero la congestione dei dotti biliari in centinaia o migliaia di calcoli epatici.

La medicina convenzionale offre tre approcci principali per il trattamento dei calcoli epatici:

1. Dissoluzione dei Calcoli

Per i pazienti che evidenziano sintomi lievi e non frequenti, o per coloro che non intendono sottoporsi a un intervento chirurgico, sono disponibili numerosi farmaci per la dissoluzione dei calcoli epatici. A prima vista il dissolvimento graduale dei calcoli epatici attraverso farmaci contenenti sali biliari (terapia di dissoluzione orale) sembrerebbe una buona idea: somministrati sottoforma di pillole per dodici mesi, questi farmaci riescono a ottenere una riduzione dei livelli di colesterolo nella bile. Tuttavia, tale risultato non è garantito. Secondo il *British Medical Journal*, l'utilizzo di sali biliari ha una percentuale di insuccesso pari al 50%; inoltre molti pazienti "sottoposti con successo al trattamento" non hanno fatto registrare una completa dissoluzione dei calcoli biliari nella colecisti e per quei pochi che hanno riportata la dissoluzione completa, la percentuale di ricaduta può essere pari al 50%. Altri agenti di dissoluzione, tra cui *metil-tertbutil etere,* non evidenziano vantaggi sui sali biliari. Infine, una cura senza successo può portare all'intervento chirurgico.

Più recentemente, sono stati instillati alcuni solventi direttamente nella colecisti tramite un piccolo catetere posizionato sotto la cute: è stato dimostrato che questo approccio è più efficace nella dissoluzione dei calcoli da colesterolo, tuttavia non risolve il problema principale, ovvero l'accumulazione di calcoli epatici. Non vi sono, comunque, sufficienti ricerche scientifiche per determinare quali effetti collaterali accompagnino questo metodo di cura.

2. Bombardamento per Onde d'Urto

Un altro metodo alternativo alla chirurgia è la *litotripsia*, una tecnica grazie alla quale i calcoli epatici vengono letteralmente polverizzati durante il bombardamento con una serie di onde sonore. Secondo un rapporto del 1993 pubblicato da *Lancet*, questa terapia presenta notevoli ostacoli in quanto può produrre danni ai reni e un aumento della pressione sanguigna. Entrambi questi effetti collaterali possono portare a un aumento del numero di calcoli epatici (vedere *Patologie dell'Apparato Circolatorio e Urinario*, Capitolo 1).

Inoltre questa procedura, che prevede la frammentazione dei calcoli epatici tramite onde sonore, lascia nel corpo alcuni residui tossici tali da dar agio presto alla riproduzione di batteri e parassiti nocivi e, quindi, avviare processi di infezione nel corpo. Recenti studi hanno confermato che la maggior parte dei pazienti che si sottopone a questo tipo di cura riporta emorragie interne che variano da perdite ematiche minime fino a sostanziali, tali da richiedere una trasfusione. Anche questo trattamento presenta comunque un'elevata percentuale di ricaduta.

3. Intervento Chirurgico

Nel 1991, 600.000 americani si sono sottoposti a intervento chirurgico per la rimozione della colecisti. Da allora, il numero è in continuo aumento: gli interventi alla colecisti eseguiti tramite *laparoscopia* hanno un costo che varia da USD 8.000 a USD 10.000 e durano da 30 a 45 minuti circa. Anche se l'intervento chirurgico aperto alla colecisti (*colecistectomia*) è ancora comunemente utilizzato per pazienti con dolori forti e frequenti o con un'anamnesi di *colecistite* acuta, la colecistectomia tramite laparoscopia, oggi, costituisce la tecnica chirurgica preferita. Con un intervento chirurgico tradizionale, la colecisti viene rimossa attraverso una tecnica di apertura che richiede un'incisione standard della cute e l'anestesia totale. Durante la colecistectomia tramite laparoscopia, chiamata anche "chirurgia mini-invasiva", la colecisti piena di calcoli viene letteralmente estratta attraverso una piccola incisione nell'addome. A volte, una colecistectomia aperta è necessaria se fallisce un'operazione mini-invasiva.

Grazie a un'operazione mini-invasiva, i pazienti sembrano riprendersi più velocemente e spesso lasciano l'ospedale entro pochi giorni per tornare alla loro regolare attività. Tuttavia, dalla sua introduzione, questo approccio "palliativo" per la cura della patologia che colpisce la colecisti ha spinto molti pazienti a sottoporsi a un intervento chirurgico, non necessario, per l'asportazione della colecisti, ovvero a liberare il paziente da alcuni sintomi persistenti di malessere.

Oltre a non far riportare effetti benefici sul tasso generale di mortalità a causa di patologie alla colecisti, la chirurgia mini-invasiva ha i suoi rischi: secondo il U.S. National Institute of Health (l'Istituto Nazionale Statunitense della Salute), il 10% dei pazienti che hanno subito un intervento presentano ancora calcoli rimasti bloccati nei dotti biliari [Attenzione: i dotti biliari a cui si fa riferimento in questo paragrafo non sono i dotti biliari epatici]. Secondo l'istituto Mayo Health Oasis, altri pericoli includono la presenza di calcoli epatici persi nella cavità peritoneale, adesione addominale e *endocarditi* infettive; secondo il *New England Journal of Medicine*, la procedura può causare emorragie, infiammazioni pancreatiche (una condizione potenzialmente fatale) e perforazione della parete duodenale. Inoltre, è possibile rilevare lesioni e ostruzioni dei dotti biliari e una perdita di bile nell'addome che aumenta le probabilità di un'infezione potenzialmente grave. Circa 1 paziente su 100 è considerato a rischio di morte per questo tipo di intervento.

Le lesioni ai dotti biliari sono aumentate notevolmente come risultato dell'utilizzo della chirurgia mini-invasiva. Nell'Ontario, in Canada, dove l'86% di tutti gli interventi alla colecisti viene eseguito in questo modo, il numero di lesioni ai dotti biliari è aumentato del 305% da quando questo metodo è diventato una pratica standard.

Diversi pazienti hanno evidenziato che i calcoli epatici rimangono catturati nel dotto biliare comune (il principale dotto biliare conduce al duodeno): in tali casi, l'eliminazione della colecisti non allevia i sintomi di una patologia della colecisti. Per alleviare tale condizione, viene inserito un tubo flessibile nella bocca e fatto avanzare fino al punto dove il dotto biliare comune passa nel duodeno. Durante la procedura, l'apertura del dotto biliare viene allargata e i calcoli vengono spinti nell'intestino tenue. Sfortunatamente, molti calcoli possono rimanere bloccati nell'intestino tenue o crasso diventando una fonte di infezioni intestinali costanti o problemi ad esse relativi.

Conclusione

Nessuna delle procedure sopra descritte va a colpire la *causa* della patologia alla colecisti: al contrario, esse contribuiscono ad alterare ulteriormente i processi corporei di digestione ed eliminazione. Il breve sollievo che il paziente prova dopo l'intervento di rimozione della colecisti, può essere fuorviante per il paziente stesso inducendolo a pensare che è perfettamente guarito. In realtà, invece, il continuo, addirittura peggiorato stato di impedimento di una adeguata secrezione biliare da parte del fegato può causare lo sviluppo di molti altri problemi oltre alla sola patologia della colecisti.

Il Capitolo seguente descrive una semplice procedura in grado di rimuovere, senza dolore e in modo sicuro ed efficace, non solo i pochi calcoli epatici presenti nella colecisti e nei dotti biliari grandi, ma anche, più importante, i centinaia e migliaia di calcoli presenti nel fegato. È estremamente deplorevole che milioni di persone si siano sottoposte all'asportazione della colecisti senza una reale necessità o che abbiano perso la vita a causa di patologie epatiche o legate ai calcoli epatici. Fortunatamente, però, ora esiste un approccio semplice, senza rischi ed economico per tutti coloro che desiderano rigenerare in maniera totalmente naturale lo stato di salute del proprio fegato e della propria colecisti, evitando l'insorgere di altre patologie in futuro.

CAPITOLO 4

Il Lavaggio Epatico

Depurare il fegato e la colecisti dalla presenza di calcoli epatici costituisce uno dei più importanti e potenti approcci che permettono di migliorare lo stato di salute di un individuo. Il lavaggio epatico richiede sei giorni di preparazione, seguiti da 16-20 ore di lavaggio effettivo. Per procedere alla rimozione dei calcoli epatici è necessario procurarsi quanto elencato di seguito:

Succo di mele	Sei confezioni da 1 litro
Sale inglese*	Quattro cucchiai da tavola dissolti in tre bicchieri di acqua (da 33 ml)**
Olio vergine di olive – spremuto a freddo	Mezzo bicchiere (circa 16 ml)
Succo di pompelmo (rosa è meglio) o limone e arancia insieme appena spremuto***	Abbastanza da riempire 2/3 di bicchiere di succo (da 33 ml)
Due contenitori da mezzo litro circa di cui uno munito di coperchio	

Note: * Cercare sale inglese "orale" (nei paesi di lingua tedesca è noto come "Bittersalz". Per gli Stati Uniti, fare riferimento a un Rite Aid Drug Store o qualsiasi altro negozio di prodotti alimentari naturali. Alcune etichette lo descrivono come lassativo naturale.

** Ho optato per il "bicchiere" invece della "tazza" come unità di misura allo scopo di evitare confusione sul significato che il termine "tazza" prende nei diversi continenti.

*** Se non tollerate il succo di pompelmo o questo tende a nausearvi, potete utilizzare quantità equivalenti di succo di arancia e limone appena spremuti. L'effetto è lo stesso.

Preparazione

> **Bere un litro di succo di mele confezionato al giorno per un periodo di sei giorni.** (è possibile berne in quantità maggiori se la cosa non infastidisce). L'*acido malico* presente nel succo di mele ammorbidisce i calcoli epatici e semplifica il loro passaggio attraverso i dotti biliari. Il succo di mele ha un forte effetto depurativo: alcuni soggetti particolarmente sensibili potrebbero accusare gonfiore e, a volte, diarrea nei primissimi giorni. La maggior parte dei casi di diarrea, in realtà, rappresentano bile stagnante rilasciata dal fegato e dalla colecisti (contraddistinta da un colore marrone giallognolo). Gli effetti di fermentazione del succo aiutano ad allargare i dotti biliari: se questo risulta in qualche modo fastidioso, è possibile diluire il succo di mele con acqua. Sorseggiate il succo di mele lentamente durante il giorno, tra i pasti (evitate di berlo durante o appena prima dei pasti, per due ore dopo gli stessi e la sera), oltre alla quantità di acqua normalmente consumata. **Attenzione:** utilizzate, preferibilmente, succo di mele biologico, sebbene qualsiasi buona marca di succo di mele in commercio, concentrato di mele o sidro siano adeguati per gli scopi del lavaggio epatico. Può essere utile sciacquarsi la bocca con bicarbonato di sodio e/o lavarsi i denti più volte al giorno per evitare che l'acido li danneggi. [Nel caso siate intolleranti o allergici al succo di mele, vedere altre opzioni al paragrafo *Difficoltà con il Lavaggio* al temine di questo capitolo].

> **Raccomandazioni dietetiche.** Durante l'intera settimana di preparazione e lavaggio, evitate di consumare cibi o bevande fredde o gelate in quanto raffreddano il fegato e, di conseguenza, riducono l'efficacia del lavaggio stesso. Tutti i cibi e le bevande dovrebbero essere caldi o almeno a temperatura ambiente. Per consentire al fegato di prepararsi al lavaggio principale, cercate di evitare cibi di origine

113

animale, prodotti caseari e cibo fritto; consumate pasti normali, ma evitate di mangiare in eccesso.

➢ **Il momento migliore per il lavaggio.** La parte principale e finale del lavaggio epatico viene eseguita al meglio durante il fine settimana quando non siete sotto pressione e avete tempo per riposarvi. Sebbene il lavaggio sia efficace in qualsiasi momento del mese, il periodo dovrebbe preferibilmente coincidere con un giorno compreso tra la luna piena e la luna crescente. Il periodo di preparazione di 6 giorni può iniziare con 5-6 giorni prima della luna piena.

➢ **Se assumete farmaci:** mentre vi sottoponete a un lavaggio epatico, evitate di assumere farmaci, vitamine o integratori che non siano assolutamente necessari. È importante non sovraccaricare il fegato con lavoro extra che possa interferire con il tentativo di depurazione.

➢ **Assicuratevi di svuotare il colon prima e dopo un lavaggio epatico.** Avere movimenti intestinali regolari non è necessariamente un'indicazione del fatto che il vostro intestino non sia ostruito. Lo svuotamento del colon, eseguito qualche giorno prima o, idealmente, nel sesto giorno di preparazione, contribuisce a evitare o ridurre al minimo qualsiasi forma di malessere o nausea possa insorgere durante l'effettivo lavaggio epatico: impedisce il reflusso della miscela di oli o di prodotti di scarto dal tratto intestinale e assiste il corpo nella rapida eliminazione dei calcoli epatici. L'irrigazione colonica (idroterapia del colon) è il metodo più veloce e semplice per preparare il colon a un lavaggio epatico. L'irrigazione con la tavola di Colema è il secondo metodo preferito (vedere i dettagli in *Mantenere Pulito il Colon*, Capitolo 5).

➢ **Cosa dovete fare il sesto giorno di assunzione del succo di mele:** se sentite fame al mattino, fate una colazione leggera con cereali caldi: la farina d'avena è la scelta migliore. Evitate gli zuccheri o altri dolci, spezie, latte, burro, olio, yogurt, formaggio, prosciutto, uova, noci, paste e cereali crudi, ecc. Frutta e succhi di frutta sono l'ideale. A pranzo, mangiate verdura cotta o al vapore con riso bianco (preferibilmente riso Basmati) e insaporitelo con poco sale

114

marino o salgemma non raffinati. Ripeto: <u>non consumate cibi proteici, burro o olio</u>, o potreste sentirvi male durante il lavaggio. <u>Non mangiate o bevete nulla (eccetto l'acqua) dopo le ore 14</u>, altrimenti non espellerete i calcoli! Seguite l'esatto programma descritto di seguito per ottenere il massimo beneficio dal lavaggio epatico.

Il Lavaggio

<u>La Sera</u>

Ore 18:00: Aggiungete *quattro* cucchiai di sale inglese (solfato di magnesio) a *tre* bicchieri da circa 33 ml di acqua filtrata in un contenitore: questo rappresenta quattro porzioni da ¾ di bicchiere ciascuna. Quindi bevete la prima porzione: potete bere qualche sorso di acqua subito dopo per eliminare l'aspro in bocca oppure aggiungere un po' di succo di limone per migliorare il sapore. Alcune persone lo bevono con una grossa cannuccia di plastica per saltare il coinvolgimento delle papille gustative sulla lingua. Inoltre, può essere utile lavarsi i denti subito dopo o sciacquare la bocca con bicarbonato di sodio. Uno dei compiti principali del sale inglese è quella di dilatare (allargare) i dotti biliari rendendo più semplice il passaggio dei calcoli. Inoltre, ripulisce i prodotti di scarto che possono impedire il rilascio dei calcoli.

Ore 20:00: bevete la seconda dose (3/4 di bicchiere) di sale inglese.

Ore 21:30: se non avete avvertito alcun movimento intestinale fino ad ora e non completato lo svuotamento del colon durante le 24 ore, fate un clistere di acqua che darà il via a una serie di movimenti intestinali.[12]

---

[12] Per ulteriori dettagli sui clisteri, fare riferimento al testo *The Key to Health e Rejuvenation* dello stesso autore.

Ore 21:45: lavate bene i pompelmi (o i limoni e le arance); spremeteli con le mani e rimuovete la polpa. Avrete bisogno di ¾ di bicchiere di succo: versate il succo e ½ bicchiere di olio di oliva nel contenitore da mezzo litro circa, chiudetelo bene e scuotetelo forte per una ventina di volte o fino a quando la soluzione non sarà ben diluita. L'ideale sarebbe bere questa miscela alle 22:00, ma se avvertite ancora la necessità di andare in bagno, potete ritardare questa fase di altri 10 minuti.

Ore 22:00: posizionatevi al fianco del letto (non sedetevi) e bevete il preparato, se possibile, tutto di un fiato. Alcune persone preferiscono berlo utilizzando una grande cannuccia di plastica. Se necessario assumete un po' di miele tra un sorso e l'altro per aiutarvi a ingerire la miscela. La maggior parte delle persone, tuttavia, non ha problemi a berlo tutto d'un fiato: comunque non impiegateci più di 5 minuti (solo le persone anziane o deboli potranno impiegarci di più).

SDRAIATEVI IMMEDIATAMENTE!

Questa azione è importante per aiutare il rilascio dei calcoli epatici! Spegnete la luce e rimanete distesi sulla schiena con 1-2 cuscini sotto la testa affinché questa sia leggermente rialzata rispetto all'addome. Se questa posizione vi risulta scomoda, giratevi sul lato destro con le ginocchia piegate verso la testa. **Rimanete sdraiati perfettamente immobili per almeno 20 minuti e cercate di non parlare!** Concentrate l'attenzione sul vostro fegato: probabilmente sentirete i calcoli passare lungo i dotti biliari come delle biglie. Non avvertirete alcun dolore poiché il magnesio presente nel sale inglese tiene ben aperte e rilassate le valvole dei dotti biliari e la bile espulsa insieme ai calcoli mantiene i dotti biliari ben lubrificati (la situazione è ben diversa in caso di un attacco alla colecisti senza l'intervento del magnesio e della bile). Quindi, se potete, coricatevi.

Se in qualsiasi momento durante la notte avvertite l'assoluta necessità di defecare, fatelo. Controllate se vi sono già dei piccoli calcoli epatici (di color verde pisello o marrone chiaro) che galleggiano nel water. Potreste avvertire un senso di nausea durante la notte e nelle prime ore della mattina: questo è dovuto soprattutto a un forte e improvvisa espulsione di numerosi calcoli biliari e tossine dal fegato e dalla colecisti che spingono di nuovo la miscela di olio nello stomaco. La nausea passerà col trascorrere della mattinata.

La Mattina Seguente

Ore 06:00-06:30: Appena svegli, ma non prima delle 06:00, bevete la terza porzione di sale inglese (se avete molta sete bevete un bicchiere di acqua tiepida prima di assumere il sale). Rilassatevi, leggete o meditate; se siete stanchi tornate a letto sebbene sia meglio mantenere il corpo in posizione eretta: molte persone si sentono benissimo e preferiscono fare qualche esercizio leggero, come ad esempio lo yoga.

Ore 08:00-08:30: bevete la quarta e ultima porzione di sale inglese.

Ore 10:00-10:30: a quest'ora potete bere spremute di frutta appena fatte; mezz'ora dopo potete mangiare uno o due pezzi di frutta fresca; un'ora dopo potete mangiare cibo normale (purché leggero) ed entro sera o la mattina seguente dovreste ritornare alla normalità e iniziare a sentire i primi segni di miglioramento. Continuate a consumare pasti leggeri durante i giorni seguenti e ricordate: il vostro fegato e la vostra colecisti hanno subito un importante intervento chirurgico sebbene senza effetti collaterali dannosi.

I Risultati Che Vi Potete Aspettare

Durate le ore della mattina e, forse, del pomeriggio che seguono il lavaggio, avvertirete numerosi movimenti intestinali liquidi che inizialmente consisteranno di calcoli epatici mescolati a residui di cibo e, poi, solo calcoli con acqua. La maggior parte dei calcoli epatici sono di colore verde pisello e galleggiano nel water in quanto contengono componenti biliari (vedere **Figura 13a**). I

117

calcoli presentano diverse tonalità di verde e possono essere di colore vivace o lucidi come pietre preziose. Solo la bile secreta dal fegato può conferire il colore verde. I calcoli possono presentarsi con dimensioni, colori e forme diverse: quelli dal colore tenue sono i più recenti, mentre quelli di colore nerastro sono i più vecchi; alcuni sono grandi come un pisello, altri più piccoli, e altri ancora raggiungono addirittura i due o tre centimetri di diametro. Si possono contare a dozzine e, a volte, perfino a centinaia (di dimensioni e colori diversi) che vengono espulsi in una volta sola (vedere **Figura 13b**). Fate attenzione anche ai calcoli di color marrone chiaro e bianco, perché alcuni tra quelli più grandi possono depositarsi sul fondo del water insieme alle feci: si tratta di calcoli epatici calcificati che sono stati rilasciati dalla colecisti e contengono sostanze tossiche più pesanti con solo piccole quantità di colesterolo (vedere **Figura 13c**). Tutti i calcoli di colore verde e giallastro sono soffici come stucco grazie all'azione del succo di mele.

Inoltre, potreste rilevare uno strato di scarto color marrone chiaro o bianco oppure di "schiuma" nel water: la schiuma è costituita da milioni di piccolissimi cristalli di colesterolo molto appuntiti e di color bianco che possono facilmente danneggiare i dotti biliari e la cui espulsione è ugualmente importante.

Cercate di fare una stima approssimativa di quanti calcoli avete eliminato. Per curare in modo permanente borsiti, dolori di schiena, allergie e altri problemi di salute e quindi prevenire l'insorgere di ulteriori malattie, è necessario rimuovere **tutti** i calcoli. Questa operazione potrebbe richiedere almeno sei lavaggi da eseguirsi a intervalli di due o tre settimane oppure mensilmente (non eseguite il lavaggio con una frequenza maggiore a quella indicata). Se non riuscite ad eseguire i lavaggi con questa cadenza potete lasciar passare un po' più di tempo tra due procedimenti. E' importante ricordare è che una volta iniziato il lavaggio del fegato, dovrete continuarlo fino a quando tutti i calcoli saranno stati rimossi e non ne verranno più espulsi. Lasciare il fegato semi-depurato per un lungo periodo di tempo (tre o più mesi), infatti, può causare malesseri maggiori di quanto sarebbero se il fegato non venisse mai sottoposto a depurazione.

Il fegato, nel suo complesso, inizierà a funzionare più efficacemente subito dopo il primo lavaggio e potrete notare immediatamente improvvisi miglioramenti, a volte, addirittura, entro poche ore. I dolori diminuiranno, l'energia aumenterà e la lucidità mentale migliorerà notevolmente.

Tuttavia, nell'arco di qualche giorno, i calcoli posizionati nella parte posteriore del fegato si sposteranno "in avanti" verso i due maggiori dotti biliari che si dipartono dal fegato e ciò può dare l'impressione di accusare alcuni dei sintomi di malessere precedenti. Infatti, probabilmente vi sentirete delusi in quanto la ripresa sembra di breve durata. Tuttavia, tutto questo indica che sono stati rimasti dei calcoli pronti per essere rimossi con il prossimo ciclo di lavaggio. Nondimeno, le risposte di depurazione e autoriparazione del fegato aumenteranno notevolmente aggiungendo sempre maggiore efficacia a questo importantissimo organo del corpo.

Finché ci saranno ancora calcoli in movimento all'interno dei dotti biliari più piccoli verso quelli più grandi, essi si potranno combinare dando origine a calcoli di dimensioni ancora maggiori per riprodurre i sintomi già precedentemente accusati, tra cui mal di schiena, mal di testa, mal di orecchie, problemi digestivi, gonfiore, irritabilità, rabbia, ecc., sebbene in forma più leggera rispetto a prima. Se un nuovo lavaggio non produce più calcoli (questo solitamente accade dopo 6-8 lavaggi; oltre 10-12 per i casi gravi) il vostro fegato può ritenersi in ottime condizioni. Tuttavia, si raccomanda di ripetere il lavaggio epatico ogni sei mesi: ogni procedura darà nuovi stimoli al fegato ed eliminerà le tossine accumulate nel frattempo.

Attenzione: non sottoponetevi mai a un lavaggio epatico se soffrite di una patologia in fase acuta, anche se si tratta di un semplice raffreddore. Tuttavia, se soffrite di malattie croniche depurare il vostro fegato può essere la cosa migliore che possiate fare per voi stessi.

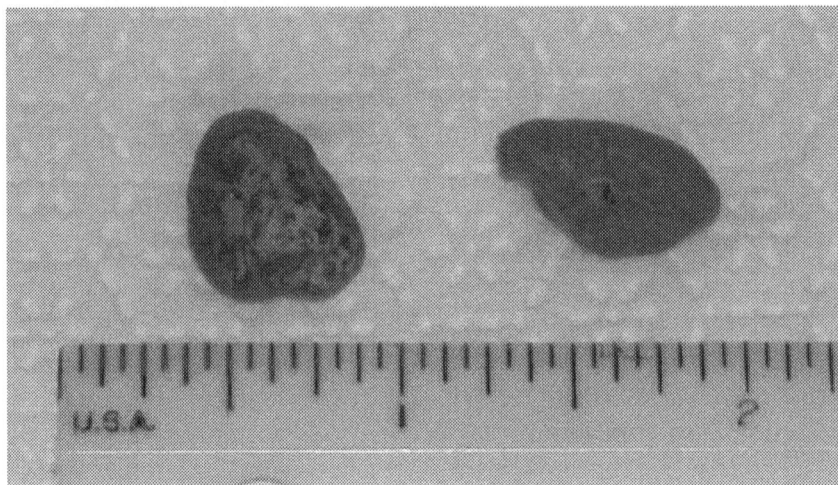

Figura 13a: Calcoli epatici di color verde

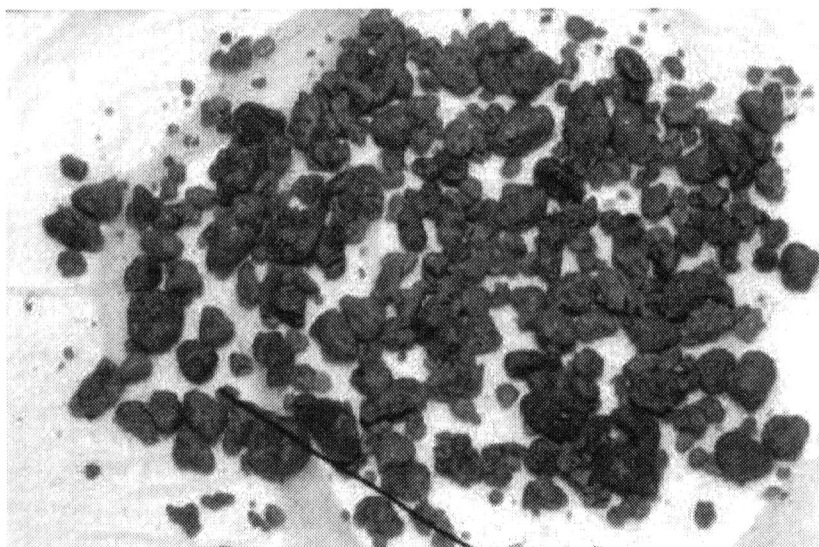

Figura 13b: Diversi tipi di calcoli epatici

120

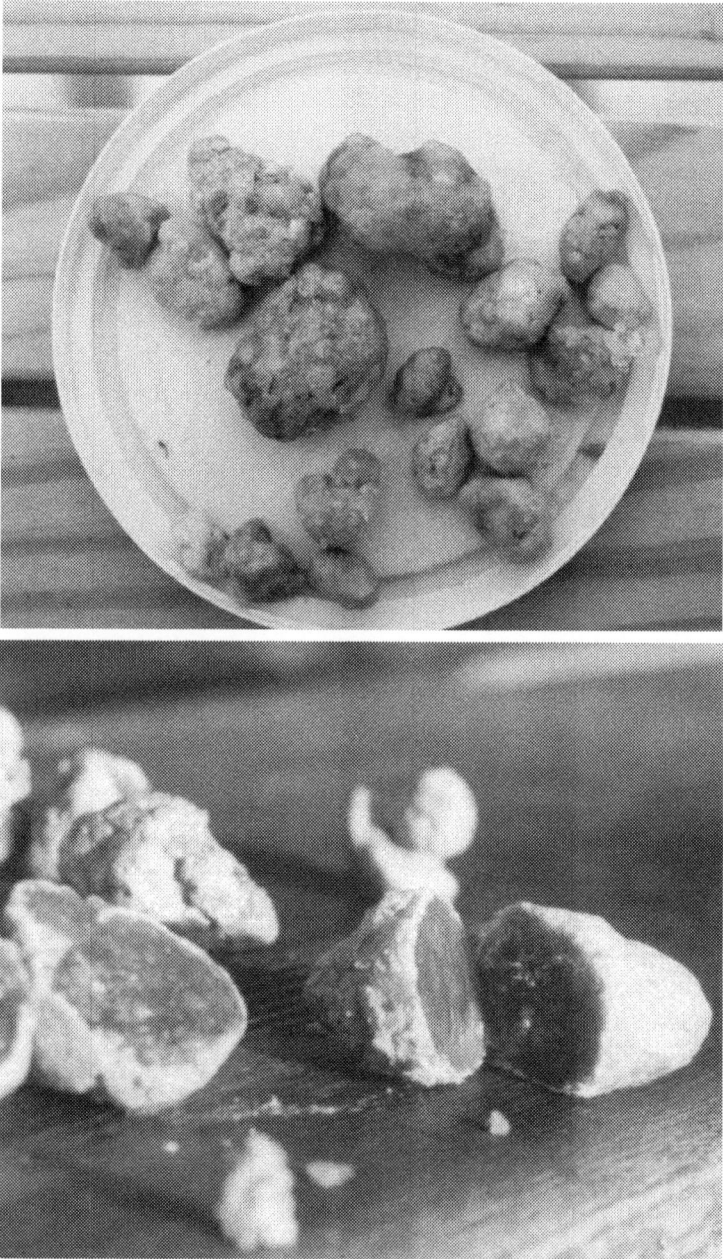

Figura 13c: Calcoli epatici calcificati e semi-calcificati
(divisi a metà)

Importante! Leggere attentamente:

Il lavaggio epatico è un metodo incomparabile e assolutamente efficace per recuperare il proprio stato di salute: se seguirete le istruzioni alla lettera non correrete alcun rischio. Per favore, prendete le istruzioni molto seriamente: alcune persone che hanno eseguito il lavaggio epatico eseguendo la procedura suggerita da amici o trovata su Internet hanno avuto delle complicazioni inutili perché non avevano una conoscenza completa della procedura stessa e di come funziona, mentre ritenevano che la sola espulsione dei calcoli dal fegato e dalla colecisti fosse sufficiente.

È probabile che alcuni calcoli epatici rimangano bloccati nel colon durante la fase di espulsione; questi calcoli possono essere rimossi rapidamente attraverso l'irrigazione colonica, da eseguirsi, idealmente, il secondo o terzo giorno successivi al lavaggio epatico. Se i calcoli epatici rimangono nel colon, possono causare irritazione, infezione, mal di testa e malessere addominale, problemi tiroidei, ecc, e, alla fine, diventare addirittura una fonte di tossiemia nell'organismo. Se non sono disponibili preparati colici nel luogo dove risiedete, potete fare un clistere di caffè seguito da uno di acqua: tuttavia, questo non garantisce la rimozione di tutti i calcoli rimasti. Non esiste un vero sostituto all'irrigazione del colon, eseguire un clistere secondo la tavola di Colema, tuttavia, costituisce il modo migliore per avvicinarsi molto a una procedura di irrigazione del colon professionale. Se decidete di optare per una soluzione di compromesso che non sia una vera irrigazione del colon, mescolate un cucchiaino di sale inglese con un bicchiere di acqua tiepida e bevetelo appena alzati il giorno in cui deciderete di sottoporvi allo svuotamento del colon. [Per acquistare una tavola di Colema e ricevere una dimostrazione video di come utilizzarla, fare riferimento all'Elenco dei Fornitori].

L'importanza del lavaggio del colon e renale:
Sebbene il lavaggio epatico sia, di per sè, in grado di produrre risultati davvero impressionanti, questo dovrebbe essere eseguito, idealmente, *successivamente* a un lavaggio del colon e renale in quest'ordine. Lo svuotamento del colon (vedere anche la sezione

Preparazione) garantisce che i calcoli epatici espulsi vengano facilmente rimossi dall'intestino crasso, mentre il lavaggio renale assicura che le tossine provenienti dal fegato durante il lavaggio epatico non pesino su questi organi escretori vitali. Tuttavia, se non avete mai avuto problemi renali, calcoli renali, infezioni alla vescica, ecc., potete procedere con la *sequenza lavaggio del colon/lavaggio epatico/lavaggio del colon.* Assicuratevi, comunque, di sottoporvi anche a un lavaggio renale in un momento successivo, trascorso qualche tempo dopo i primi 2-3 lavaggi epatici e, di nuovo, dopo che il vostro fegato sarà stato completamente depurato (vedere anche *Il Lavaggio Renale* nel Capitolo 5). In caso contrario, potrete bere una tazza di tè renale (vedere *Ricetta per il Lavaggio Renale*) per 2-3 giorni successivi a ogni lavaggio epatico. Seguite le stesse istruzioni indicate per il lavaggio renale principale.

I soggetti il cui colon è gravemente congestionato o che presentano un'anamnesi di costipazione, dovrebbero sottoporsi ad almeno 2-3 lavaggi del colon prima di sottoporsi al primo lavaggio epatico. Ricordate, quindi: è molto importante che svuotare il colon entro tre giorni dal completamento di ogni lavaggio epatico, perché la rimozione di calcoli biliari dal fegato e dalla colecisti può lasciare alcuni residui di calcoli e tossici nel colon. Di conseguenza, è essenziale eliminarli completamente per giovare al vostro stato di salute.

Difficoltà Con il Lavaggio?

Il Soggetto è Intollerante al Succo di Mele

Se non tollerate il succo di mele (o le mele) per qualsiasi motivo, potete sostituirlo con le erbe *Gold Coin Grass (erba lisimachia)* e *Bupleurum* in tintura, vendute con il nome *Gold Coin Grass* (GCG), 250 ml o 8.5 oz al prezzo di USD 16,00 e disponibili da *Prime Health Products* (vedere *Elenco dei Fornitori* in fondo al libro).

L'acido malico presente nel succo di mele è particolarmente efficace per dissolvere parte di bile stagnante e rendere i calcoli più morbidi (vedere i dettagli relativi all'*acido malico* riportati a seguire). Anche le erbe sopra menzionate hanno evidenziato efficacia per ammorbidire i calcoli e, di conseguenza, possono essere utilizzate nella fase preparatoria del lavaggio epatico, sebbene potrebbe essere necessario un periodo di tempo leggermente più lungo rispetto a quanto richiesto in caso di utilizzo del succo di mele. Il dosaggio esatto per la tintura è 1 cucchiaio da tavola pieno (circa 15 ml) una volta al giorno da assumere a stomaco vuoto circa 30 minuti prima di fare colazione. Questo regime dovrebbe essere mantenuto per 8-9 giorni prima di effettuare il lavaggio epatico.

Il Soggetto Soffre di Disturbi alla Colecisti o la Colecisti è Stata Asportata

Se soffrite di disturbi alla colecisti o questa è già stata asportata, potrebbe essere necessario assumere Gold Coin Grass per 2-3 settimane (circa 1 bottiglia) prima del lavaggio epatico. Per ulteriori dettagli fare riferimento alla sezione precedente.

Soggetti Che Non Dovrebbero Utilizzare il Succo di Mele

Esistono persone che potrebbero incontrare difficoltà bevendo il succo di mele nelle quantità richieste per il lavaggio epatico, ma non ne sono consapevoli: tra queste annoveriamo coloro che soffrono di diabete, ipoglicemia, infezioni da lievito (Candida), cancro e ulcere allo stomaco.

In tali casi, il succo di mele può essere sostituito con *acido malico* in capsule o in polvere. Il periodo di preparazione è identico a quello indicato per l'assunzione del succo di mele, eccetto per il fatto che il litro di succo di mele al giorno viene sostituito da 1.500-2.000mg di acido malico disciolto in 2 bicchieri di acqua tiepida da bere in piccole quantità durante il giorno. Un'alternativa è l'utilizzo delle istruzioni già riportate per quanti sono intolleranti al succo di mele: potete provare l'acido malico durante un lavaggio e il Gold Coin Grass durante un successivo lavaggio e vedere quale dei due vi offre il miglior risultato. La polvere alimentare di acido malico (non mescolata a magnesio o ad altri ingredienti) è molto economica e può essere acquistata via Internet o in alcuni negozi di prodotti alimentari naturali (vedere *Elenco dei Fornitori*).

Il Lavaggio Epatico Non Ha Dato I Risultati Previsti

In alcuni casi, sebbene rari, il lavaggio epatico non dà i risultati previsti. I motivi principali e i rimedi per tali difficoltà sono elencati di seguito:

1. E' probabile che una grave congestione nei dotti biliari epatici (dovuta alla presenza dei calcoli) abbia impedito al succo di mele di penetrare completamente durante il primo tentativo di lavaggio. Le erbe, *Genziana Cinese* e *Bupleurum* aiutano a dissolvere parte della congestione e possono, quindi, preparare il fegato a un lavaggio di maggior successo. Queste erbe sono preparate sotto forma di tintura, chiamata "Chinese Bitters" ("Amaro Cinese") e prodotta da *Prime Health Products* (vedere *Elenco dei Fornitori* alla fine del libro).

Il dosaggio esatto per questa tintura è da ½ a 1 cucchiaio da tavola (circa 5 ml) una volta al giorno da assumere a stomaco vuoto circa 30 minuti prima di fare colazione. Questo regime dovrebbe essere seguito per tre settimane prima di bere il succo di mele (o prima di utilizzare il preparato Gold Coin Grass come nella sezione precedente). Qualsiasi reazione sgradevole legata al lavaggio scompare, solitamente, dopo 3-6 giorni e può essere ridotta al minimo seguendo il metodo di lavaggio dei tessuti che utilizza acqua calda ionizzata (vedere *Alcune Semplici Linee Guida per Evitare La Formazione di Calcoli Epatici*) e tenendo il colon pulito.

2. Non avete seguito correttamente le istruzioni: tralasciare uno dei punti indicati nella procedura o alterare i dosaggi o gli orari delle fasi descritte può impedire il raggiungimento di risultati completi. In molti soggetti, ad esempio, il lavaggio epatico non

funziona a meno che l'intestino crasso non venga prima svuotato, perché l'accumulo di prodotti di scarto e di gas impedisce alla miscela di olio di spostarsi facilmente all'interno del tratto gastro-intestinale. Il momento migliore per procedere a un'irrigazione colonica o per un metodo alternativo è il giorno in cui viene eseguito effettivamente il lavaggio epatico.

Mal di Testa o Nausea Nei Giorni Successivi al Lavaggio Epatico

Nella maggior parte dei casi questi sintomi si presentano quando le istruzioni non sono state seguite attentamente (vedere la sezione precedente). Tuttavia, in alcune rare occasioni, i calcoli epatici possono continuare a uscire dal fegato anche dopo aver completato il lavaggio epatico: le tossine rilasciate da questi calcoli possono passare nell'apparato circolatorio e causare un senso di malessere. In tal caso, potrebbe essere necessario bere circa un litro di succo di mele per sette giorni consecutivi successivamente al lavaggio epatico, o, comunque fintanto che persiste la sensazione di malessere. Assicuratevi di bere il succo almeno ½ ora prima di colazione. Inoltre, potrebbe essere necessario ripetere diversi lavaggi del colon per eliminare qualsiasi calcolo "ritardatario", mentre il metodo del lavaggio dei tessuti (acqua ionizzata, come menzionato in precedenza) contribuisce a rimuovere le tossine in circolazione. Se aggiungete un pezzettino di zenzero fresco nel termos, l'acqua ionizzata arresterà rapidamente la nausea.

Malessere Durante il Lavaggio

Se avete seguito correttamente tutte le istruzioni indicate nella procedura descritta, ma, durante il lavaggio epatico, vi sentite male, non abbiate paura che qualcosa stia andando male. Sebbene raramente, a volte accade che un individuo possa vomitare o provare un senso di nausea durante la notte: ciò è causato dal fatto che la colecisti sta espellendo bile e calcoli biliari con tale forza da ributtare la miscela di olio nello stomaco, facendovi sentire male.

In tal caso, potreste riuscire ad avvertire l'espulsione dei calcoli: non sentirete un forte dolore, ma solo una lieve contrazione.

Durante uno dei 12 lavaggi epatici cui mi sono sottoposto ho passato una notte terribile. Tuttavia, nonostante avessi vomitato la maggior parte della miscela di olio, il lavaggio ha avuto quasi lo stesso successo degli altri a cui mi sono sottoposto (l'olio aveva già assolto al proprio compito, ovvero aveva già favorito il rilascio dei calcoli epatici). Se accadesse anche a voi, ricordate che si tratta di una sola notte di malessere: la ripresa da un intervento chirurgico di asportazione della colecisti, al contrario, richiede molti più mesi di pena e di sofferenza durante la fase di cicatrizzazione e guarigione dei tessuti.

CAPITOLO 5

Alcune Semplici Linee Guida Per Evitare La Formazione di Calcoli Epatici

1. Depurate il Fegato Due Volte all'Anno

Dopo aver eliminato tutti i calcoli epatici attraverso una serie di lavaggi, è consigliabile depurare il fegato due volte all'anno. Il momento migliore per sottoporsi a un lavaggio epatico è circa una settimana prima del cambio di stagione: iniziate, quindi, il lavaggio epatico intorno al 15 di marzo, al 15 di giugno, al 15 di settembre o al 15 di dicembre, facendo coincidere il giorno effettivo del lavaggio con un equinozio o un solstizio. Ripetete il lavaggio sei mesi dopo.

Durante i dieci giorni precedenti e successivi al cambio di stagione il sistema immunitario è solitamente più debole e ciò rende molti soggetti particolarmente suscettibili al raffreddore: ma questo è anche il periodo dell'anno in cui tendono ad aumentare il numero e la dimensione dei calcoli al fegato e alla colecisti.

2. Mantenete Pulito il Colon

Un intestino crasso debole, irritato e congestionato è il luogo adatto per la riproduzione dei batteri, che svolgono semplicemente il loro lavoro, ovvero decompongono sostanze di scarto potenzialmente pericolose. Quale effetto collaterale di tale loro vitale attività, i microbi producono sostanze velenose: alcune tossine prodotte dai batteri entrano nel sangue che le trasporta direttamente al fegato e un'esposizione costante delle cellule epatiche a queste tossine indebolisce il loro rendimento e riduce la secrezione di bile che causa ulteriori alterazioni delle funzioni digestive.

Quando ingeriamo cibi elaborati che sono stati privati della maggior parte delle sostanze nutritive e della fibra naturale, il colon ha difficoltà a fare avanzare la massa di cibo e chimo: i cibi elaborati, infatti, tendono a originare un chimo secco, duro e appiccicoso che non passa facilmente attraverso il tratto intestinale. I muscoli del colon possono facilmente comprimere e fare avanzare un chimo fibroso e voluminoso, ma hanno grandi difficoltà ad affrontare un chimo privo di fibre e appiccicoso. Quando rimane per troppo tempo nel colon, il chimo diventa più duro e più secco: se questa fosse l'unica conseguenza possibile, ovvero il chimo si trasformasse semplicemente in feci dure e secche, dovremmo preoccuparci solo della costipazione che si viene a creare (e di cui soffrono milioni di Americani); tuttavia c'è di più: dopo che il chimo (le feci) si è attaccato alle pareti del colon, questi inizia a fare diverse cose, tra cui:

➢ Fermentare, decomporsi e indurirsi e, quindi, diventare terreno fertile per parassiti e agenti patogeni (agenti patogenici), nonché il deposito di sostanze chimiche tossiche che possono inquinare il sangue e la linfa e, di conseguenza, avvelenare l'organismo.

➢ Costituire una barriera che impedisce al colon di interagire con e assorbire le sostanze nutritive dal chimo.

➢ Limitare i movimenti delle pareti del colon rendendone impossibile la contrazione ritmica che permette al chimo di proseguire il suo cammino (come è possibile pensare di svolgere al meglio il proprio lavoro essendo ricoperto da uno strato molto spesso di fango?).

Di seguito sono elencati alcuni dei sintomi che si manifestano come risultato di una disfunzione del colon:

• Dolore lombare

- Dolore al collo e alle spalle
- Problemi cutanei
- Mente annebbiata (difficoltà di concentrazione)
- Affaticamento
- Fiacchezza
- Raffreddori e influenze
- Costipazione o diarrea
- Problemi digestivi
- Flatulenza/gas
- Gonfiore
- Sindrome di Crohn
- Colite ulcerativa
- Colite/Sindrome dell'Intestino Irritabile (SII)
- Diverticolite/diverticolosi
- Leaky Gut Sindrome (sindrome da sgocciolamento intestinale)
- Dolore nella parte inferiore dello stomaco (soprattutto a sinistra)

L'intestino crasso assorbe i sali minerali e l'acqua: quando è ricoperta di placche, la membrana dell'intestino crasso non è in grado di assimilare e assorbire i sali minerali (e alcune vitamine), provocando l'insorgere di patologie dovute a carenza alimentare, indipendentemente dal numero di integratori assunti. La maggior parte delle malattie sono, infatti, disturbi alimentari che insorgono quando alcune parti del corpo soffrono di malnutrizione, specialmente quando sussiste una mancanza di sali minerali (vedere anche *Assumete Sali Minerali Ionici Essenziali* nel presente Capitolo).

Esistono diversi metodi che possono essere utilizzati per il lavaggio del colon:

1. Mantenere il colon pulito attraverso l'*irrigazione colonica*, ad esempio, è un metodo preventivo efficace per salvaguardare il fegato dall'azione delle tossine generate nell'intestino crasso. L'irrigazione colonica, nota anche come *Idroterapia del Colon*, costituisce forse una delle terapie del colon più efficaci. Durante

una sessione della durata di 30-50 minuti, il colon può eliminare una quantità elevata di prodotti di scarto intrappolati che possono essersi accumulati addirittura nell'arco di molti anni. Durante una normale irrigazione colonica, sono necessari 3-6 litri di acqua distillata o purificata per rimuovere i vecchi depositi di *materia fecale mucide* delicatamente sciolti e staccati dalle pareti del colon grazie anche a un leggero massaggio addominale.

Le irrigazioni coloniche hanno un effetto "di sollievo": dopo un'irrigazione colonica, infatti, si avverte solitamente una sensazione di leggerezza, pulizia e maggiore lucidità mentale. Tuttavia, durante la procedura stessa è possibile accusare un lieve malessere ogni volta che elevate quantità di prodotti di scarto tossici si staccano dalle pareti intestinali e si spostano verso il retto.

L'irrigazione colonica rappresenta un sistema sicuro e igienico per il lavaggio del colon, dal momento che tubi di plastica portano l'acqua nel colon e provvedono all'eliminazione dei prodotti di scarto, che possono poi essere osservate galleggiare nel tubo a dimostrazione del tipo e della quantità di scarti eliminati.

Una volta che il colon è stato completamente pulito attraverso due, tre o più irrigazioni coloniche, è probabile che risultino più efficaci una buona dieta, un po' di esercizio fisico e altri programmi salutari: si stima che l'80% dei tessuti immunitari risiede negli intestini, di conseguenza pulire il colon dai prodotti di scarto tossici immuno-soppressivi e rimuovere i calcoli epatici può fare la differenza nel trattamento del cancro, delle patologie cardiache, dell'AIDS e di altre gravi malattie.

2. Se non avete la possibilità di recarvi da un colonterapista, potrete trarre grande beneficio dall'utilizzo di una *tavola di Colema* (vedere *Elenco dei Fornitori*) come seconda migliore possibilità. La tavola di Colema consente di pulire il colon tranquillamente a casa vostra. L'irrigazione colonica di Colema è una cura fai-da-te facile da imparare ed eseguire.

3. Un altro metodo di pulizia, che utilizza il sale inglese, non depura solo il colon, ma anche l'intestino tenue. Questa operazione può diventare necessaria se avete difficoltà di assorbimento del cibo, ripetute congestioni renali/della vescica, grave costipazione, oppure non riuscite semplicemente a eseguire un'irrigazione colonica. Per tre settimane mescolate un cucchiaino di sale inglese orale (solfato di magnesio) con un bicchiere di acqua tiepida e bevetelo appena alzati al mattino: questo clistere orale depura l'intero tratto digestivo e il colon dall'inizio alla fine, solitamente entro un'ora, stimolandovi a evacuare diverse volte. Esso stacca la maggior parte della placca e dei detriti dalle pareti unitamente ai parassiti che vi risiedono. Le feci saranno acquose fino a quando ci saranno scarti intestinali da eliminare e riprenderanno forma e consistenza normale una volta che l'intero tratto intestinale sarà pulito. Questo trattamento può essere eseguito 2-3 volte all'anno. E' possibile il manifestarsi di crampi e la formazione di gas, a volte, mentre vi sottoponete al lavaggio (come risultato del rilascio delle tossine).

4. L'olio di ricino costituisce un rimedio eccellente e tradizionalmente utilizzato per eliminare le sostanze di scarto dall'intestino. È meno irritante del sale inglese e non presenta effetti collaterali diversi dalle normali reazioni del lavaggio. Assumete da uno a tre cucchiaini di olio di ricino in 1/3 di bicchiere di acqua tiepida a stomaco vuoto, al mattino o prima di coricarsi la sera (a seconda del momento in cui se ne trae maggior beneficio). Si tratta di un trattamento estremamente utile per i casi persistenti di costipazione e può essere somministrato anche ai bambini (in quantità inferiori). Sebbene non sia consigliato sostituire il sale inglese con un altro depuratore durante il lavaggio epatico, in caso di allergia al sale inglese è possibile utilizzare l'olio di ricino.

5. Il succo di Aloe Vera rappresenta un altro metodo molto efficace di depurare il tratto gastro-intestinale. Tuttavia, non dovrebbe essere utilizzato in sostituzione dell'irrigazione colonica o della tavola di Colema prima e dopo un lavaggio epatico. Un cucchiaio da tavola di succo di Aloe Vera diluito in un litro di acqua prima dei pasti o almeno una volta al mattino prima di colazione aiuta a decomporre i vecchi depositi di prodotti di scarto e a portare le sostanze nutritive di base alle cellule e ai tessuti. Per coloro che, diversi giorni dopo un lavaggio epatico, hanno ancora

la sensazione che il fegato stia rilasciando una grande quantità di tossine, potrebbe essere utile bere del succo di Aloe Vera.

È stato scoperto che l'Aloe Vera è efficace nella lotta contro praticamente tutte le malattie, tra cui il cancro, le patologie cardiache e l'AIDS. È utile per tutti i tipi di allergie, malattie cutanee, malattie ematiche, artriti, infezioni, Candida, cisti, diabete, problemi agli occhi, problemi digestivi, ulcere, malattie epatiche, emorroidi, elevata pressione sanguigna, calcoli renali e ictus, per citarne alcune. L'Aloe Vera, infatti, contiene oltre 200 nutrienti, tra cui le vitamine B1, B2, B3, B6, C, E, acido folico, ferro, calcio, magnesio, zinco, manganese, rame, bario, solfato, 18 aminoacidi, importanti enzimi, glucosidi, polisaccaridi, ecc. Assicuratevi di aver acquistato Aloe Vera pura e non diluita in vendita nei negozi specializzati in cibi biologici. Uno dei migliori marchi di produzione è l'azienda *Lily of the Desert*, con sede nel Texas, USA, il cui prodotto è costituito dal 99,7% di succo organico di Aloe Vera senza aggiunta di acqua.

Attenzione: assumendo regolarmente *Aloe Vera*, i diabetici possono migliorare la propria capacità pancreatica di produrre maggiori quantità di insulina autonomamente: di conseguenza, è consigliabile che i diabetici consultino il proprio medico curante allo scopo di monitorare il fabbisogno di insulina supplementare evitando l'assunzione di insulina in eccesso che risulta molto pericolosa per l'organismo. Molti diabetici riferiscono una riduzione della quantità di insulina richiesta. Assicuratevi di acquistare solo succo di Aloe Vera non diluito.

6. COLOSAN è una miscela di diversi ossidi di magnesio che mirano a rilasciare ossigeno nel tratto digestivo allo scopo di depurarlo. COLOSAN è una polvere da assumere mescolata a succo di limone: questa bevanda produce ossigeno nel tratto intestinale eliminando tutto il vecchio materiale fecale, i parassiti e il muco. COLOSAN è commercializzato da *Family Health News* o da aziende che lo vendono on-line (vedere *Elenco dei Fornitori)*.

3. Il Lavaggio Renale

Se la comparsa di calcoli epatici, o altre situazioni simili, ha prodotto sabbia e calcoli nei reni o nella vescica (vedere *Patologie dell'Apparato Urinario* nel Capitolo 1), potrebbe essere necessario considerare un lavaggio renale. I reni sono organi molto delicati che filtrano il sangue e che si congestionano facilmente a causa di una scarsa digestione e di uno stile di vita irregolare e stressante. Le cause principali della congestione dei reni sono i calcoli renali: la maggior parte dei cristalli/calcoli renali, tuttavia, sono troppo piccoli per essere riconosciuti tramite i moderni strumenti diagnostici, come i raggi X.

Se assunte quotidianamente per un periodo di 20-30 giorni, le erbe elencate a seguire possono contribuire a dissolvere ed eliminare tutti i tipi di calcoli renali tra cui calcoli da acidi urici, i calcoli da acido ossalico, i calcoli da fosfato e i calcoli da amminoacidi. Se l'individuo presenta un'anamnesi di calcoli renali potrebbe essere necessario ripetere il lavaggio più volte a intervalli di sei/otto settimane prima che i reni siano completamente puliti.

Ingredienti:

Maggiorana (30g.)   Unghia di Gatto (30g.)
Radice di Consolida Maggiore (30g.) Semi di Finocchio (60g.)
Erba Cicorina (60g.)   Uva Ursi (60g.)
Radice di Hydrangea (60g.)   Radice di Renella (60g.)
Radice di Altea (60g.)   Verga d'oro (60g.)

Marjoram	Origanum majorana
Cat's Claw	Uncaria tomentosa
Comfrey Root	Symphytum officinale
Fennel Seed	Foeniculum vulgare
Chicory Herb	Chichorium intybus
Uva Ursi or Bearberry	Arctostaphylos
Hydrangea Root	Hydrangea arborescens
Gravel Root	Eupatorium purpureum
Marshmallow Root	Althaea officinalis
Golden Rod Herb	Solidago virgaurea

Istruzioni:

Prendete 30 g. delle prime tre erbe e 60g. delle rimanenti, mescolatele e conservatele in un contenitore a chiusura ermetica; prima di coricarvi mettete 3 cucchiai da tavola colmi della mistura in due tazze di acqua, copritele e lasciatele coperte tutta la notte. La mattina seguente, fate bollire il preparato per 10-15 minuti e, quindi, scolatelo.

Bevete qualche sorso alla volta in 6-8 volte durante il giorno. Questa tisana non deve essere assunta tiepida o calda, ma non deve nemmeno essere messa in frigorifero. Non aggiungete zucchero o dolcificanti. Lasciate passare almeno un'ora dopo il pasto prima di assumerla nuovamente.

Ripetete la procedura per 20 giorni. Se provate malessere o indolenzimento nella parte inferiore della schiena ciò è dovuto ai cristalli di sale provenienti dai calcoli renali che passano attraverso i dotti dell'uretere dell'apparato urinario. Se le urine presentano un odore pungente e un colorito scuro all'inizio o durante il lavaggio ciò indica un maggiore rilascio delle tossine da parte dei reni. Normalmente, però, il rilascio è graduale e il colore o l'aspetto delle urine non cambiano molto. **Importante:** Sostenete i reni durante il lavaggio bevendo quantità supplementari di acqua: minimo 6-8 bicchieri al giorno.

Durante il lavaggio, evitate di consumare prodotti di origine animale, cibi caseari, tè, caffè, bevande alcoliche, bevande gassate, cioccolato e qualsiasi altro cibo o bevanda che contenga conservanti, dolcificanti artificiali, coloranti, ecc. Oltre a bere questo tè renale ogni giorno, potete anche masticare alcuni piccoli pezzi di scorza di limone organico nella parte sinistra della bocca e piccoli pezzi di carota a destra per 30-40 volte l'uno: questo stimola le funzioni renali. Assicuratevi che passi almeno mezz'ora tra i "cicli" di masticazione.

4. Bevete Spesso Acqua Ionizzata

Bere acqua ionizzata ha un profondo effetto depurativo su tutti i tessuti dell'organismo: aiuta a ridurre la tossicità generale, migliora le funzioni circolatorie ed equilibra la bile. Facendo bollire l'acqua per 15-20 minuti, questa si carica e satura di ioni di ossigeno a carica negativa: bevendola spesso durante il giorno, essa inizia sistematicamente a depurare i tessuti dell'organismo e a rimuovere gli ioni a carica positiva (quelli associati con un'elevata acidità e alle tossine).

Le tossine e i prodotti di scarto hanno una carica positiva e, quindi, tendono ad attaccarsi all'organismo che è, in generale, una carica negativa. Quando gli ioni di ossigeno a carica negativa entrano nel sangue vengono spinti verso le sostanze tossiche a carica positiva, trasformando così i prodotti di scarto in sostanze fluide neutrali che vengono eliminate dal corpo facilmente e senza sforzo. Per i primi due giorni o perfino per le prime settimane di lavaggio dei tessuti del corpo, la lingua apparirà ricoperta da una patina biancastra o giallastra a evidenziare che il corpo sta espellendo un gran numero di prodotti di scarto. Se siete in soprappeso, questo metodo di depurazione può aiutarvi a perdere molti chili di prodotti di scarto in poco tempo, senza effetti collaterali che accompagnano, normalmente, l'improvvisa perdita di peso.

Istruzioni:
Fate bollire l'acqua per 15-20 minuti e, quindi, versatela in un termos (vanno bene anche i termos in acciaio inossidabile): questo mantiene l'acqua bollente e ionizzata per tutto il giorno. Durante il giorno, bevetene uno o due sorsi ogni mezz'ora: l'acqua deve essere calda come se fosse un tè. Questo metodo può essere utilizzato tutte le volte che non vi sentite bene, che avvertite la necessità di decongestionare e mantenere il sangue fluido, oppure desiderate semplicemente sentirvi più energici e depurati. Alcune persone utilizzano questo metodo per un certo periodo di tempo, ovvero 3-4 settimane, altre continuamente.

Gli ioni di ossigeno sono generati attraverso l'effetto di ribollimento dell'acqua giunta a ebollizione, un effetto simile all'acqua che cade sul terreno o che si infrange contro la riva. Nel termos, l'acqua rimarrà ionizzata per 12 ore o fino a quando rimarrà calda.

5. Assumete Sali Minerali Ionici Essenziali

L'organismo è come un "terreno fertile": se ha sali minerali sufficienti ed elementi in tracce da utilizzare, è anche in grado di nutrire l'individuo e produrre quanto necessario per farlo vivere e crescere. Queste sostanze essenziali, tuttavia, si esauriscono facilmente quando non vengono assunte in quantità sufficienti attraverso i cibi: secoli di intensivo sfruttamento degli stessi campi agricoli hanno portato alla produzione di cibi caratterizzati da elevate carenze nutrizionali e la situazione è ulteriormente peggiorata con l'impiego di fertilizzanti chimici che permettono di far crescere il raccolto più rapidamente senza considerare l'effettiva disponibilità di sostanze nutritive nel terreno stesso. Quando i sali minerali e gli elementi in tracce iniziano a diminuire nell'organismo, esso non è più in grado di sostenere alcune importanti funzioni che vengono conseguentemente ridotte: le malattie, generalmente, sono accompagnate dalla mancanza di una o più di queste importanti sostanze.

A causa del verificarsi dell'attuale innaturale situazione di esaurimento dei sali minerali nei nostri terreni e, quindi, nei nostri organismi, è un'ottima idea assumere integratori per far fronte a tale carenza: la questione importante è capire se gli integratori di sali minerali venduti nei negozi di alimentari o nelle farmacie sono in grado di reintegrare l'apporto di queste sostanze alle cellule del corpo. La risposta è: "Molto improbabile!".

I sali minerali sono comunemente disponibili in tre forme di base: capsule, pillole e soluzione minerale colloidale. Prima dell'impoverimento dei terreni, i cibi vegetali erano il nostro fornitore ideale di sali minerali: quando una pianta cresce in un terreno sano, ne assorbe i sali minerali colloidali esistenti, trasformandoli in forma ionica e solubile per chi li ingerisce. I sali minerali ionici hanno dimensione pari a una unità ångström, mentre i sali minerali colloidali, noti anche come sali minerali inorganici metallici, sono circa 10.000 volte più grandi (dimensione micron). I minerali vegetali ionici solubili in acqua vengono assorbiti direttamente dalle cellule dell'organismo; al contrario, le particelle colloidali agglomerate in composti complessi e vendute sotto forma di pillole hanno una probabilità di assorbimento inferiore all'1%. I sali minerali presenti nelle acque minerali colloidali non vengono certo assorbiti meglio: non sono solubili in acqua e rimangono pertanto sospesi tra le molecole di acqua.

I composti più comuni comprendono carbonato di calcio, picolinato di zinco ecc: queste particelle colloidali tendono a farsi catturare dal flusso ematico per poi depositarsi in diverse parti dell'organismo e causare gravi danni meccanici e strutturali: molti problemi di salute, oggigiorno, sono il risultato diretto dell'assunzione di tali sali minerali metallici; tra questi: l'osteoporosi, le patologie cardiache, il cancro, l'artrite, i disturbi cerebrali, i calcoli renali, i calcoli epatici, ecc.

Fortunatamente, esiste un modo veramente efficace per ingerire sali minerali nella quantità e con le caratteristiche di quelli vegetali: facendo evaporare i sali minerali in una camera a vuoto (senza ossigeno), essi non riescono a ossidarsi e a costituirsi in stati complessi. Una volta vaporizzati, i sali minerali possono essere mescolati con acqua depurata ed essere immediatamente a disposizione delle cellule del corpo. Un'azienda con sede nel Minnesota (USA) è riuscita a creare un processo di distribuzione in grado di convertire i colloidi in sali minerali ionici solubili in acqua al 99,9%. L'azienda, ENIVA, commercializza questi sali minerali tramite concessione di distribuzione (vedere *Elenco dei Fornitori*). Consiglio il prodotto di base *"Body Essentials Plus"* che consiste in due bottiglie da un litro di sali minerali ionici, da bersi una alla mattina e una alla sera (si tratta di due integratori distinti: AM per la mattina e PM per la sera). Un altro eccellente prodotto è *"Ionic Silver"*, una potente sostanza naturale antibatterica e antivirale che sostiene l'organismo nella sua lotta contro gli agenti patogeni ambientali e le tossine interne.[13]

6. Bevete Sufficienti Quantità di Acqua

---

[13] L'autore stesso assume quotidianamente i sali minerali Eniva e li consiglia ai suoi pazienti per prevenire e favorire un buon stato di salute. **Attenzione:** per ordinare qualsiasi prodotto Eniva, è necessario munirsi del nome e dell'ID di uno sponsor. Potete utilizzare il nome e l'ID dell'autore, Andreas Moritz, #13462.

Affinché il corpo sia in grado di produrre la corretta quantità giornaliera di bile (1,1/1,5 litri) per digerire correttamente i cibi, il fegato necessita di elevate quantità di acqua. Inoltre, è indispensabile avere a disposizione molta acqua allo scopo di mantenere costante il normale volume ematico, idratare le cellule e i tessuti connettivi, eliminare le tossine e svolgere, effettivamente, migliaia di altre funzioni. Dal momento che il corpo non è in grado si immagazzinare acqua allo stesso modo in cui immagazzina i grassi, è necessario ricorrere a una regolare e sufficiente assunzione di acqua.

Per mantenere un'adeguata produzione e consistenza di bile, ma anche valori ematici equilibrati, è necessario bere circa 6-8 bicchieri di acqua al giorno. Il momento più importante per bere acqua è la mattina, subito dopo essersi alzati: innanzitutto, bere un bicchiere di acqua (tiepida) per facilitare l'espulsione delle urine (concentrate) da parte dei reni; un secondo bicchiere di acqua tiepida (al quale può essere aggiunto il succo di una fetta di limone e un cucchiaino di miele) aiuta a depurare il tratto intestinale; ma anche altri momenti sono adatti per bere acqua (un bicchiere a temperatura ambiente o tiepido), cioè circa ½ ora prima dei pasti e 2 ore e ½ dopo: in questi momenti un corpo ben idratato dovrebbe segnalare naturalmente la sensazione di sete e avere abbastanza acqua disponibile in questi frangenti garantisce che il sangue, la bile e la linfa mantengano una consistenza sufficientemente fluida da svolgere le proprie attività nell'organismo. Dal momento che i segnali di fame e sete sono molto simili, avvertire un senso di "fame" in questi momenti potrebbe indicare, a tutti gli effetti, che il vostro corpo si sta disidratando: di conseguenza è un'ottima idea bere prima un bicchiere di acqua (a temperatura ambiente o tiepida) e, quindi, verificare se il senso di fame si è attenuato.

Soffrendo di pressione alta e assumendo farmaci per questo è necessario assicurarsi che la pressione sanguigna sia monitorata regolarmente: con l'aumento del consumo di acqua, infatti, la pressione sanguigna può ritornare a livelli normali entro un periodo di tempo relativamente breve, rendendo l'assunzione di farmaci inutile e addirittura pericolosa. Bere abbastanza acqua può anche permettere di iniziare a perdere i chili di troppo per chi è in soprappeso, o ad aumentare per chi è sottopeso.

L'acqua migliore in assoluto che ho provato personalmente è l'acqua Prill, di cui segue una descrizione presa dal sito web di Global Light Network http://global-light-network.com:

"Per fare l'acqua di Prill, innanzitutto risciacquare molto bene i semi di grano; quindi metteteli in un contenitore di vetro da circa 4 litri con dell'acqua… anche disgustosa acqua di rubinetto … e lasciateli riposare per 24 ore. Quindi avrete circa ¾ di acqua molto pura e terapeutica. Lasciate il restante quarto e i grani di Prill e riempite di nuovo il contenitore. Da questo momento potrete avere ¾ di acqua Prill ogni ora per il resto della vostra vita. Una volta prodotta, l'acqua di Prill può essere conservata in qualunque contenitore, perfino un'economica bottiglia di plastica come quella dell'acqua distillata…"

"L'acqua di Prill può essere utilizzata in diversi modi: potete berla, usarla per cucinare, per fare il bagno, per innaffiare le piante, per dissetare i vostri animali domestici e, buttandone nello scarico, inizierà a migliorare la qualità dell'acqua nella vostra area. Quando abbastanza persone nel mondo utilizzeranno l'acqua di Prill, potremo migliorare tutta l'acqua della Terra!!!

"Quando si prepara l'acqua di Prill, i semi di grano di Prill trasformano l'acqua a livello molecolare creando quella che Jim Carter chiama "acqua leggera". L'acqua costituisce molecole singole di due atomi di idrogeno e un atomo di ossigeno legate le une alle altre in modo permanente. Quasi per magia, il cloro e il fluoruro presenti nell'acqua si dissolvono e lasciando l'acqua pura e cristallina come quella dei ghiacciai che idraterà eccezionalmente il corpo, perfino meglio dell'acqua in bottiglia in quanto potete permettervi di berla tutto il giorno. Ecco la magia dell'Acqua di Prill".

Posso confermare il buon sapore di quest'acqua, la sua "leggerezza" e i suoi ottimi effetti idratanti e depurativi.

7. Limitate le Bevande Alcoliche

L'alcol è zucchero liquefatto e raffinato che forma una grande quantità di acidi; di conseguenza, rappresenta una delle maggiori cause di esaurimento di sali minerali nel corpo. L'organo più colpito dall'alcol è il fegato: se, ad esempio, una persona generalmente sana beve due bicchieri di vino nel giro di un'ora, il suo fegato non è in grado di detossicare tutto l'alcol ingerito, che viene per la maggior parte trasformato in depositi grassi e, quindi, in calcoli epatici; se il fegato e la colecisti hanno già accumulato un certo numero di calcoli biliari, il consumo di bevande alcoliche farà crescere questi calcoli più velocemente e in gran numero in un breve periodo di tempo.

Come il caffè o il tè, anche l'alcol ha un forte effetto disidratante: esso riduce il contenuto di acqua nelle cellule del corpo, nel sangue, nella linfa e nella bile, compromettendo, di conseguenza, la circolazione sanguigna e l'eliminazione dei prodotti di scarto. Gli effetti di un sistema nervoso centrale disidratato sono delirio, vista sfocata, perdita di memoria e orientamento, tempi di reazione rallentati e quella sensazione generalmente chiamata "postumi di una sbornia". Sotto l'influenza dell'alcol e della seguente disidratazione, il sistema nervoso e quello immunitario riducono il proprio rendimento rallentando il processo digestivo, quello metabolico e quello ormonale e, quindi, favorendo lo sviluppo di un numero sempre maggiore di calcoli biliari nel fegato e nella colecisti.

Per coloro che presentano un'anamnesi di calcoli epatici è consigliabile evitare completamente di assumere bevande alcoliche: diversi miei pazienti che hanno smesso di bere alcol, anche birra e vino, si sono spontaneamente ripresi da diversi disturbi, tra cui attacchi di panico, aritmia, problemi respiratori, varie condizioni cardiache, disturbi di insonnia, attacchi alla colecisti, infezioni pancreatiche, ingrossamento della prostata, coliti e altre patologie infiammatorie. Se non soffrite affatto di questi disturbi è meglio che non assumiate bevande disidratanti come alcol, caffè, tè o bibite (soprattutto bibite light), perché questo consente all'organismo di sfruttare tutta la sua energia e le sue risorse per guarire la(e) parte(i) colpita(e) del corpo.

8. Evitate di Mangiare in Eccesso

Una delle cause principali della formazione di calcoli epatici è *l'eccesso di cibo*. Di conseguenza, uno dei metodi più efficaci per evitarli è "mangiare poco": consumare cibi con moderazione e praticare saltuariamente un giorno di "digiuno" consumando solo liquidi (idealmente una volta alla settimana) aiuta l'apparato digerente a rimanere efficiente e a combattere i maggiori depositi esistenti di cibi non digeriti. Per liquidi si intendono minestre di verdura, succhi di frutta, passati di verdura, tisane e acqua. Alzarsi da tavola provando ancora un senso di fame mantiene un salutare desiderio di ottimi cibi nutrienti; dall'altro lato, la sovralimentazione causa la congestione e il forte desiderio di cibi/bevande *che forniscono velocemente energia*, come zucchero, dolci, prodotti con farina bianca, patatine, cioccolato, caffè, tè e bibite, ma che causano la formazione di calcoli epatici.

9. Mantenete Orari Regolari per i Pasti

Il corpo è controllato da numerosi ritmi circadiani che regolano le più importanti funzioni dell'organismo secondo intervalli di tempo predeterminati: il sonno, la secrezione di ormoni e di succhi gastrici, l'eliminazione dei prodotti di scarto, ecc. seguono, infatti, una "routine" giornaliera specifica che, se viene spezzata più di quanto sia mantenuta, squilibra l'organismo che non riesce più a svolgere i suoi compiti essenziali. Tutti questi compiti sono naturalmente allineati con e dipendenti da un programma dettato dai ritmi circadiani.

Consumare i pasti a orari regolari aiuta il corpo a prepararsi per la produzione e la secrezione delle corrette quantità di succhi gastrici per ogni pasto, mentre abitudini alimentari irregolari, dall'altro lato, confondono l'organismo che, inoltre, perde il proprio potere digestivo dovendo adeguarsi, ogni volta, a orari diversi. In particolar modo, saltare di tanto in tanto i pasti, mangiare a orari diversi, o mangiare fuori pasto, interrompe la produzione di bile da parte delle cellule epatiche e contribuisce alla formazione di calcoli epatici.

Mantenendo una routine regolare per i pasti, i 60-100 trilioni di cellule nel nostro corpo sono in grado di ricevere la quantità giornaliera di sostanze nutritive secondo il programma prestabilito, e ciò aiuta la regolarità e l'efficacia del metabolismo cellulare:

diversi disturbi metabolici, come ad esempio il diabete e l'obesità, sono il risultato di abitudini alimentari irregolari e possono migliorare coordinando gli orari dei pasti con i naturali ritmi circadiani. Di conseguenza, è meglio consumare il pasto principale del giorno intorno a mezzogiorno e pasti più leggeri a colazione (non più tardi delle 8) e a cena (non più tardi delle 19).

10. Seguite una Dieta Vegetariana

Seguire una dieta vegetariana bilanciata è uno dei metodi più efficaci per evitare la formazione di calcoli epatici, patologie cardiache e cancro. Se pensate di non poter vivere unicamente mangiando cibi di origine vegetale, cercate almeno di sostituire per un po' di tempo la carne rossa con pollo, coniglio e tacchino: alla fine, riuscirete a mangiare in maniera totalmente vegetariana. Tutte le forme di proteine animali, infatti, diminuiscono la solubilità della bile che rappresenta uno dei fattori principali per la formazione di calcoli epatici.

È possibile ridurre notevolmente il rischio di sviluppare calcoli epatici aggiungendo più verdure, insalate, frutta e carboidrati complessi alla propria dieta: il formaggio stagionato, lo yogurt in commercio e i cibi altamente elaborati e raffinati sono la causa di una struttura biliare scarsamente equilibrata. Inoltre, è necessario cercare di evitare cibi fritti: gli oli riscaldati dei fast food, in particolar modo, inducono velocemente la formazione di calcoli epatici.

11. Evitate i Cibi "Light"

Diversi studi scientifici recenti attestano che i *cibi "light"* stimolano l'appetito e la sovralimentazione e **non** riducono il peso, ma, al contrario, possono causare un aumento di peso.

Maggiore è la quantità di *energia enzimatica* contenuta nel cibo, più velocemente raggiungiamo il nostro livello di soddisfazione e più efficacemente il nostro corpo riesce a convertire il cibo in energia sfruttabile e in sostanze nutritive bio-disponibili. Per contro, i cibi "light" a basso contenuto calorico compromettono la secrezione biliare, la digestione e le funzioni escretorie: elevati livelli di grassi ematici indicano che le secrezioni di bile sono ridotte, che le pareti dei vasi sanguigni si sono ispessite e che i grassi non vengono più digeriti e assorbiti in maniera corretta. Di conseguenza un individuo che evidenzi elevate quantità di grassi ematici soffre, in effetti, di "carenza di grassi": una dieta a basso contenuto di grassi può perfino aumentare la produzione di colesterolo nel fegato come risposta diretta a un aumento della domanda di grassi nelle cellule e nei tessuti dell'organismo. Gli effetti collaterali di questa manovra di sopravvivenza messa in atto dal nostro corpo si riassumono nello sviluppo di calcoli epatici e nell'aumento di peso o di prodotti di scarto.

Le diete a basso contenuto di grassi o ipocaloriche sono dannose per la salute e dovrebbero essere prescritte, se possibile, solo in caso di gravi disturbi del fegato e della colecisti quando la digestione e l'assorbimento dei grassi risultano gravemente danneggiati. Dopo aver rimosso tutti i calcoli epatici e aver normalizzato le funzioni del fegato, è necessario tornare ad aumentare gradualmente il consumo di grassi e di calorie per soddisfare l'elevata domanda di energia da parte dell'organismo: la presenza di calcoli biliari nel fegato e nella colecisti compromette la capacità del corpo di digerire adeguatamente i grassi e altri cibi altamente energetici. Consumare raramente o in minime quantità questi cibi per un periodo prolungato influisce su alcuni dei più importanti processi metabolici e ormonali di base dell'organismo perché possono evidenziare gravi ripercussioni sullo stato di salute dell'individuo. Seguendo una dieta a basso contenuto proteico e depurando il fegato e la colecisti, un'assunzione normale e bilanciata di grassi non crea alcun ulteriore rischio di problemi alla colecisti o al fegato.

12. Consumate Sale Marino Non Raffinato

Il sale raffinato non apporta virtualmente alcun beneficio sull'organismo; al contrario, è responsabile dell'insorgere di numerosi problemi di salute, tra cui i calcoli epatici. L'unico sale che il corpo è in grado di digerire, assimilare e utilizzare

144

correttamente è quello marino non raffinato e non trattato, o salgemma. Affinché il sale sia utile all'organismo, esso deve penetrare nei cibi, ovvero, consentire all'umidità della frutta, delle verdure, dei cereali, dei legumi, ecc., di dissolverlo. Se il sale viene utilizzato allo stato secco esso entra nel corpo in forma non ionizzata e dà origine a un senso di sete (un segno dello stato di avvelenamento) causando ulteriori danni in quanto non viene adeguatamente assimilato e utilizzato (vedere anche Capitolo 3).

E' possibile dissolvere un pizzico di sale in una piccola quantità di acqua e aggiungerlo alla frutta o ad altri cibi che non vengono generalmente cotti: ciò contribuirà alla digestione degli alimenti stessi, mentre aiuterà a deacidificare il corpo; aggiunto all'acqua potabile rivela proprietà alcaline e fornisce al corpo importanti sali minerali ed elementi in tracce. Può valere la pena, a questo punto, ricordare che il cibo dovrà sempre essere gustoso, ma non salato. I tipi di organismo Pitta richiedono meno sale di altri tipi di organismo.[14] (Per acquistare sale marino non trattato e non raffinato, vedere "Elenco dei Fornitori").

Importanti Funzioni del Sale Naturale nel Corpo:

- Stabilizza un battito cardiaco irregolare e regola la pressione sanguigna (insieme all'acqua). Naturalmente, le proporzioni sono fondamentali.
- Estrae l'acidità in eccesso dalle cellule dell'organismo, in particolare dalle cellule cerebrali.
- Equilibra i livelli degli zuccheri nel sangue (una funzione particolarmente importante per i diabetici).
- E' essenziale per la generazione di energia idroelettrica nelle cellule dell'organismo.
- E' vitale per l'assorbimento dei componenti nutritivi attraverso il tratto intestinale.
- E' necessario per depurare i polmoni da muco e catarro viscoso soprattutto in caso di asma e fibrosi cistica.
- Svuota le cavità da catarro e congestione.

---

[14] Per definire il vostro tipo di corpo Ayurvedico, fare riferimento al testo *Timeless Secrets of Health & Rejuvenation.*

- E' un forte antistaminico naturale.
- Può prevenire i crampi muscolari.
- Aiuta a prevenire una eccessiva produzione di saliva. La saliva che fuoriesce dalla bocca durante il sonno può indicare una carenza di sale.
- Rafforza le ossa. Il 27% del contenuto di sale del nostro organismo si trova nelle ossa: una carenza di sale e/o il consumo di sale raffinato al posto di sale naturale costituiscono la causa dell'osteoporosi.
- Regola il sonno; agisce come ipnotico naturale.
- Aiuta a prevenire la gotta e l'artrite gottosa.
- E' importantissimo per mantenere la sessualità e la libido.
- Può prevenire vene varicose e vene a ragno sulle gambe e sulle cosce.
- Apporta al corpo oltre 80 elementi minerali essenziali. Il sale raffinato, come il comune sale da tavola, è stato privato di tutti questi elementi tranne due. Inoltre, contiene additivi dannosi, tra cui il silicato di alluminio che è considerato una delle principali cause della Sindrome di Alzheimer.

13. L'Importanza della Ener-QI Art

La *Ener-QI Art* è un metodo unico di ringiovanimento che contribuisce a ripristinare l'equilibrio del flusso del QI (energia vitale) negli organi e negli apparati dell'organismo in meno di un minuto. Io ritengo che questo approccio rappresenti uno strumento veramente accurato che facilita un risultato di grande successo rispetto a tutti gli altri metodi di cura. Quando il QI scorre in modo appropriato attraverso le cellule del corpo, queste sono in grado di rimuovere i prodotti metabolici di scarto in maniera più efficiente, assorbire tutto l'ossigeno, l'acqua e i nutrienti di cui hanno bisogno in modo più immediata e svolgere qualsiasi attività di riparazione più rapidamente. Il corpo riesce a ripristinare molto più in fretta il proprio stato di salute e la propria vitalità quando esiste una disponibilità costante e illimitata di QI. Sebbene io consideri il lavaggio epatico uno degli strumenti più efficaci per aiutare il corpo a ripristinare l'equilibrio del proprio funzionamento, da parte sua lo stesso può non riuscire a recuperare l'energia vitale nella sua totalità a causa di molti anni di congestione e deterioramento. I risultati dei test hanno evidenziato che riequilibrare il flusso del QI può colmare molto bene questa lacuna: fino ad ora, la sua percentuale di successo è stata del 100% sul totale di soggetti che hanno riequilibrato il proprio flusso energetico.

L'utilizzo di *Calcoli Ionizzati Ener-QI* costituisce un altro strumento molto pratico ed efficace per migliorare lo stato di salute e la vitalità di un individuo (per ulteriori informazioni sul QI e i Calcoli Ionizzati vedere *Altri Libri e Prodotti dell'Autore* al termine del libro).

14. Dormite A Sufficienza

La stanchezza costituisce l'incipit di ogni tipo di malattia, che si tratti di cancro, patologie cardiache o AIDS. Sebbene anche il danneggiamento delle funzionalità epatiche, un sistema immunitario poco efficiente e la sovralimentazione possano causare affaticamento, nella maggior parte dei casi la stanchezza costituisce il risultato diretto della mancanza di sonno di qualità, ovvero, del coricarsi prima di mezzanotte.

Alcuni dei principali processi vitali di purificazione e ringiovanimento dell'organismo si avviano e si completano durante le due ore di sonno prima della mezzanotte. Fisiologicamente, esistono due tipi di sonno completamente diversi, come verificato dalle misurazioni delle onde cerebrali: il *sonno prima di mezzanotte* e il *sonno dopo mezzanotte*. Il sonno nelle due ore precedenti la mezzanotte è caratterizzato da un sonno profondo spesso definito "sonno di bellezza": esso dura circa un'ora, solitamente dalle 23:00 alle 24:00, quando l'individuo si trova in uno stato di coscienza privo di sogni in cui il consumo di ossigeno nel corpo diminuisce di circa l'8%. Il riposo e il rilassamento che si ottiene durante quest'ora di sonno privo di sogni è quasi tre volte più intenso rispetto a quello che si registra da un periodo di sonno della stessa durata, ma successivamente alla mezzanotte (quando il consumo di ossigeno nel corpo cresce di nuovo).

E' difficile che cadere in un sonno tanto profondo dopo mezzanotte, ma si registra sempre se ci si corica almeno due ore prima della mezzanotte. Impedendo regolarmente il sonno profondo, il corpo e la mente si affaticano e la risposta allo stress raggiunge livelli innaturalmente elevati, comandando la secrezione degli ormoni dello stress: *adrenalina, cortisolo* e *colesterolo* (una parte del colesterolo secreto durante una risposta di stress può causare la formazione di calcoli epatici). Per mantenere questi picchi artificiali di energia, è possibile avvertire il desiderio di stimolanti nervosi come le sigarette, il caffè, il tè, i dolci, la coca cola, le bevande alcoliche, ecc. Quando le riserve di energia dell'organismo alla fine si esauriscono, il risultato è una condizione di affaticamento cronico.

Quando vi sentite stanchi, tutte le cellule del vostro corpo sono stanche, non solo la mente: anche gli organi, l'apparato digerente, il sistema nervoso, ecc., infatti, soffrono per la mancanza di energia e non sono più in grado di funzionare correttamente; inoltre, quando siete stanchi, il cervello non riceve più le quantità adeguate di acqua, glucosio, ossigeno e aminoacidi che costituisco il suo principale apporto di cibo. Questa situazione può causare innumerevoli problemi mentali, fisici e comportamentali.

I medici dell'Università della California di San Diego hanno scoperto che la perdita di ore di sonno non solo rende stanco un individuo durante la giornata successiva, ma influisce anche sul sistema immunitario e può compromettere la capacità dell'organismo di combattere le infezioni. Dal momento che l'immunità diminuisce con l'affaticamento, il corpo non è più in grado di difendersi dai batteri, dai microbi e dai virus e non può far fronte all'accumulo di sostanze tossiche nel corpo.

Dormire a sufficienza, quindi, rappresenta uno dei requisiti più importanti per ripristinare lo stato di salute del corpo e della mente: cercate di coricarvi sempre prima delle 22:00 e di alzarvi tra le 06:00 e le 07:00, o prima a seconda delle vostre esigenze di sonno. È meglio non utilizzare la sveglia per consentire l'uscita dai cicli di sonno in maniera totalmente naturale. Rimuovere tutti i calcoli biliari dal fegato e dalla colecisti e dormire a sufficienza ridurrà il senso di stanchezza che accusate durante il giorno. Se il problema persiste, potrebbe essere necessario anche procedere a un accurato lavaggio renale (per dissolvere i calcoli renali, vedere *Il Lavaggio Renale* nel Capitolo 5).

15. Evitate l'Affaticamento dovuto a Eccessivo Lavoro

Lavorare troppo per troppe ore al giorno logora il sistema energetico dell'organismo e soprattutto il fegato: per soddisfare una domanda eccessiva di energia da parte cervello e di altre parti del corpo, infatti, il fegato cerca di convertire la maggior quantità possibile di zuccheri complessi in zuccheri semplici (glucosio). Se si verifica un calo di energia, o l'energia si esaurisce completamente, l'organismo deve ricorrere a una soluzione di emergenza mettendo a disposizione energia supplementare a svantaggio, contemporaneamente, delle funzioni circolatorie e immunitarie.

La secrezione continua di adrenalina e di altri ormoni dello stress come si verifica in un individuo che "non smette mai di lavorare" può renderlo, alla fine, uno *stacanovista*: è questa la condizione in cui il lavoro diventa la principale fonte di eccitamento nella vita di un soggetto, grazie all'"effetto brivido" dettato dagli ormoni dello stress.

Per evitare di "sfinire" il fegato e di danneggiare il sistema immunitario, è necessario ritagliare un po' di tempo per se stessi, cercando di ritagliare almeno un'ora al giorno per la meditazione, lo yoga, l'esercizio fisico, la musica, le attività artistiche o una passeggiata nella natura: il corpo non è una macchina che può continuare a correre senza fermarsi mai! A lungo andare, infatti, l'eccesso di lavoro per l'organismo e la mente richiederà una quantità maggiore di tempo per recuperare da una malattia, perché eccedere nel lavoro diventa un mezzo per portare a termine gli impegni o guadagnare più denaro più velocemente che non solo riduce il numero di anni di vita, ma toglie anche vita agli anni, come dice un vecchio proverbio.

Il fegato ha il compito di fornire energia per un certo numero di anni: abusare di questo "servizio" danneggia e distrugge prematuramente il fegato. Vivendo con moderazione (in riferimento al regime dietetico, al sonno e al lavoro), il corpo è in grado di mantenere energia vitale ed efficiente per tutta la vita. Un altro vecchio detto recita che dobbiamo dedicare un terzo della nostra vita a dormire, un terzo al lavoro e un terzo alle attività ricreative: è una formula molto saggia che mantiene l'equilibrio a tutti i livelli di vita (mente, corpo e spirito), mentre il lavoro eccessivo li sconvolge.

16. Praticate Regolarmente Attività Fisica

Il progresso economico e tecnologico ha prodotto uno stile di vita maggiormente sedentario che richiede ulteriori forme di movimento fisico per mantenere il corpo vitale e sano: un'attività fisica regolare aiuta ad aumentare la capacità di digerire il cibo, di eliminare le impurità fisiche, di equilibrare le nostre emozioni, di favorire la stabilità e l'elasticità del corpo e di rafforzare la nostra capacità di affrontare le situazioni stressanti. Quando l'attività fisica viene svolta con moderazione essa diventa un importante stimolante immunitario e migliora l'integrazione della neuromuscolatura in tutte le fasce di età; l'aumento della fiducia in se stessi e dell'autostima è un sottoprodotto fondamentale dell'attività fisica che deriva da una maggiore fornitura di ossigeno alle cellule e può produrre un benessere superiore in tutte le parti del corpo e della mente.

In particolar modo, il fegato sembra beneficiare dall'esercizio aerobico: la maggiore disponibilità di ossigeno durante e dopo questo tipo di esercizio aumenta notevolmente la circolazione e migliora il flusso di sangue venoso dal fegato al cuore. Una vita sedentaria rallenta questo processo causando la stagnazione del flusso sanguigno nel fegato con conseguente formazione di calcoli epatici. Per questo motivo, un'attività fisica regolare e non faticosa, può evitare la formazione di nuovi calcoli.

Dall'altro lato, un esercizio fisico eccessivo provoca la secrezione di elevate quantità di ormoni dello stress lasciando l'organismo irrequieto e agitato: quando il corpo esaurisce la sua energia diventa incapace di svolgere l'attività di riparazione a seguito di un esercizio fisico estenuante che lascia l'apparato cardiovascolare debole e vulnerabile di fronte ad altri fattori di stress. Un'attività fisica eccessiva può, inoltre, avere effetti dannosi sul timo, la ghiandola che attiva specificamente i *linfociti* (le cellule immunitarie che ci difendono dalle malattie) e controlla l'approvvigionamento di energia, e che, come conseguenza, riduce le proprie dimensioni rendendo il corpo agitato e vulnerabile a tutti i tipi di disturbi di salute.

Alla luce di tutto questo, è meglio scegliere una forma di pratica fisica che dia gioia e soddisfazione, ricordandovi ogni volta di respirare con il naso e di tenere la bocca chiusa per evitare la cosiddetta *"respirazione adrenalinica"* che è estremamente dannosa. Gli esercizi aerobici sono efficaci e apportano benefici fintanto che la respirazione avviene con il naso (e non con la bocca); se manca il fiato, è necessario rallentare o smettere l'attività per riprendere l'esercizio una volta che la respirazione sarà tornata normale. Questo semplice accorgimento evita possibili problemi dovuti all'attività fisica come, ad esempio, lo sfinimento, l'acido lattico in eccesso, ecc.

Considerando quanto è importante l'attività fisica per un corpo e una mente sani, cercate di fare esercizio ogni giorno anche solo per 10 minuti. Tuttavia, è importante, non superare il 50% della propria capacità individuale e, quindi, non stancarsi: ad esempio, se siete in grado di nuotare per 30 minuti prima di accusare stanchezza, nuotate solo per 15 minuti. Col tempo la vostra resistenza aumenterà. È quindi importante ricordate che tanto un'attività fisica eccessiva quanto un'attività limitata indeboliscono il sistema immunitario, compromettono le funzioni epatiche e inondano il sangue di sostanze chimiche tossiche.

17. Esponetevi Regolarmente Alla Luce del Sole

L'organismo è in grado di sintetizzare la Vitamina D attraverso un processo nel quale i raggi ultravioletti del sole interagiscono con una forma di colesterolo presente nella cute. È stato dimostrato che l'esposizione regolare ai raggi del sole regola i livelli di colesterolo, ma, contrariamente ai farmaci mirati a ridurre il livello di colesterolo, la luce del sole *non* aumenta il colesterolo nella bile che rappresenta una delle maggiori cause della formazione dei calcoli epatici. Piuttosto, la luce del sole ha un effetto olistico, ovvero tutte le funzioni del corpo possono trarne beneficio: è stato dimostrato che la luce ultravioletta riduce la pressione sanguigna, facilita il rendimento cardiaco, aumenta le riserve di glicogeno (uno zucchero complesso) nel fegato, equilibra gli zuccheri nel sangue, migliora la resistenza dell'organismo alle infezioni (aumenta i linfociti e l'indice fagocitico), migliora la capacità del sangue di trasportare ossigeno e aumenta gli ormoni sessuali oltre ad avere altri effetti che favoriscono un buono stato di salute.

Prendere il sole, tuttavia, può essere pericoloso per coloro che seguono una dieta ricca di cibi acidofili e altamente elaborati, e di grassi raffinati o prodotti che li contengono; perfino le bevande alcoliche, le sigarette ed altre sostante che esauriscono sali minerali e vitamine, come i farmaci allopatici e allucinogeni, possono rendere la cute vulnerabile alle radiazioni ultraviolette. Dopo aver eliminato tutti i calcoli biliari dal fegato e dalla colecisti, un'esposizione moderata alla luce del sole non causerà alcun danno. Durante il periodo estivo è meglio evitare l'esposizione diretta al sole tra le 10:00 e le 15:00, mentre in inverno e in primavera lo stesso periodo può produrre benefici risultati per l'organismo.

Per godere al massimo di questo "trattamento", è meglio fare una doccia prima di esporsi al sole: contrariamente alla credenza popolare, è importante non utilizzare protezioni solari in quanto queste non impediscono l'insorgere del cancro, ma lo causano. Le protezioni solari cancellano "con successo" gli effetti positivi del sole[15]. È necessario, quindi, iniziare il trattamento solare esponendo l'intero corpo (se possibile) per pochi minuti aumentando man mano il tempo di esposizione di qualche minuto al giorno fino a raggiungere i 20-30 minuti. In alternativa, camminare sotto il sole per un'ora permette di godere di benefici paragonabili. Questi periodi di esposizione forniranno luce solare in quantità sufficiente da mantenere il corpo e la mente sani, ammesso che si tengano in considerazione anche i fondamenti di una dieta bilanciata e di uno stile di vita regolare.

---

[15] Per saperne di più sugli effetti benefici della luce del sole e gli effetti dannosi delle protezioni solari, fare riferimento dal testo *The Key to Health e Rejuvenation*.

18. Assumete Erbe Epatiche

Esistono numerose erbe che possono migliorare ulteriormente l'attività epatica e mantenere il fegato nutrito e vitale: queste, mescolate tra loro, dovrebbero essere assunte come un tè per almeno 10 giorni a ogni cambio di stagione o in caso di malattie in fase acuta. Sebbene esistano molte erbe che aiutano la funzione epatica e mantengono il sangue pulito, quelle elencate di seguito sono le più importanti:

Radice di tarassaco (30g.) Radice di consolida maggiore (15g.)
Radice di liquirizia (30g) Equiseto (30g.)
Radice di igname selvaggio (30g. Corteccia di Crespino (30g.)
Asteracea (30g.) Erba cicerbita (30g.)
Corteccia di quercia del conciatore (30g.)

Dandelion root	Taraxacum officinale
Comfrey root	Symphytum officinale
Licorice root	Glycyrrhiza glabra
Agrimony	Agrimonia Eupatoria
Wild yam root	Dioscorea Villosa
Barberry bark	Berberis vulgaris
Bearsfoot	Polymnia uvedalia
Tanners oak bark	Quercus robur
Milk thistle herb	Silybum marianum

Per ottenere la massima efficacia è meglio utilizzare queste erbe tutte insieme. Per farlo, mescolatele (in parti uguali eccetto la radice di consolida maggiore = metà quantità) e aggiungete 2 cucchiai da tavola di questa miscela a circa 0,75 litri di acqua. Lasciate riposare per 6 ore o per tutta la notte, quindi fate bollire e lasciate raffreddare per circa 10 minuti prima di scolare il tutto. Bevete due tazze al giorno di questa tisana a stomaco vuoto, se possibile.

Presa da sola, la tisana a base di corteccia *dall'albero di lapacho rosso*, noto anche come *Pau d'Arco, Ipe Roxa* e *Taheebo,* ha un *potente* effetto sul fegato e sul sistema immunitario. L'erba degli Indiani d'America, il *Chaparral,* ha un sapore molto aspro, ma è un eccellente purificatore del sangue e del fegato.

19. Sottoponetevi Quotidianamente A Olioterapia

La olioterapia rappresenta un metodo semplice, ma sorprendentemente efficace per purificare il sangue, efficace anche per trattare numerosi disturbi tra cui le patologie del sangue, i disturbi polmonari ed epatici, i disturbi dentali e gengivali, il mal di testa, le patologie cutanee, le ulcere gastriche, i problemi intestinali, l'appetito scarso, la patologie cardiache e renali, l'encefalite, le patologie nervose, la scarsa memoria, i disturbi ginecologici, il viso gonfio e le borse sotto gli occhi. La terapia consiste nel sorseggiare l'olio e fare degli sciacqui in bocca.

Per utilizzare questa terapia è necessario l'olio di sesamo o di semi di girasole non trattato e pressato a freddo: al mattino, sempre prima di colazione, mettete un cucchiaio da tavola di olio in bocca senza ingerirlo; sciacquate lentamente la bocca, masticatelo e passatelo tra i denti per 3-4 minuti. L'olio si mescolerà completamente alla saliva attivando gli enzimi rilasciati che andranno a prelevare le tossine dal sangue; per questo motivo è importante sputare l'olio non oltre 3-4 minuti dopo averlo assunto: in caso contrario le tossine verranno riassorbite. A questo punto, scoprirete che l'olio ha assunto un colore giallognolo o bianco latte (saturato con tossine e miliardi di batteri distruttivi).

Per ottenere i migliori risultati, ripetete il processo altre due volte, quindi sciacquate la bocca con ½ cucchiaino di bicarbonato di sodio o ½ cucchiaino di sale marino non raffinato per rimuovere tutti i residui di olio e di tossine, ma è anche possibile lavarsi i denti per pulire bene la bocca; consiglio anche di sfregare delicatamente la lingua.

Alcuni degli effetti visibili degli sciacqui con l'olio comprendono la scomparsa del sanguinamento gengivale e i denti più bianchi. Durante una malattia, questa procedura può essere ripetuta tre volte al giorno, ma solo a stomaco vuoto. La terapia a base di olio allevia e supporta notevolmente le funzioni epatiche in quando elimina le tossine dal sangue che il fegato non è in grado di rimuovere o detossicare apportando sostanziali benefici a tutto l'organismo.

20. Sostituite Tutte le Otturazioni in Metallo

Il materiale dentario in metallo è fonte costante di avvelenamento e, probabilmente, di reazioni allergiche nel corpo: tutti i metalli, infatti, col tempo si corrodono, soprattutto in bocca dove troviamo un'alta concentrazione di aria e umidità.

Le otturazioni di amalgama in mercurio rilasciano composti e vapori estremamente tossici: ecco perché i dentisti tedeschi non possono più utilizzarle per legge sulle pazienti gravide, ma lo stesso prodotto è già stato vietato in numerosi paesi europei.

Se il mercurio è considerato dannoso per una madre e un bambino, deve essere considerato dannoso per chiunque: il fegato e i reni, in particolare, gli organi preposti ad affrontare le sostanze nocive rilasciate dalle otturazioni in metallo, ne vengono avvelenati. Il cadmio, per esempio, viene utilizzato per donare il classico colore rosa alle dentiere, ma è cinque volte più tossico del piombo e non ne serve molto per far aumentare la pressione sanguigna così che raggiunga livelli anomali. Il tallio, anch'esso presente nelle otturazioni di amalgama in mercurio, causa dolore alle gambe e paraplegia, intacca il sistema nervoso, la pelle e il sistema cardiovascolare: tutti i miei pazienti su sedia a rotelle che si sono sottoposti al test per l'avvelenamento da metallo sono risultati positivi al tallio. Molti soggetti che hanno vissuto per anni su una sedia a rotelle dopo un'otturazione in metallo, sono completamente guariti successivamente alla rimozione della stessa l'otturazione. Il tallio è letale in dosi pari a 0,5-1,0 grammi.

Altri elementi contenuti nelle otturazioni in metallo sono noti perché possono causare il cancro (effetto carcinogenico): tra queste il nickel, un metallo utilizzato nelle corone d'oro, negli apparecchi odontoiatrici e nelle corone per bambini, e il cromo. Tutti i metalli si corrodono (compreso l'oro, l'argento e il platino) e vengono assorbiti dal corpo: le donne che soffrono di cancro alla mammella evidenziano spesso l'accumulo di grandi quantità di metalli dissolti e accumulati proprio nel seno. Una volta che verranno eliminati tutti i metalli dalla bocca, questi lasceranno anche l'area del seno e la maggior parte delle cisti diminuiranno e spariranno da sole.

Il sistema immunitario del corpo risponde naturalmente alla presenza di metalli tossici nell'organismo e, alla fine, sviluppa reazioni allergiche: queste si manifestano come patologie sinusali, tinnito, collo e ghiandole ingrossate, gonfiore, milza ingrossata, artrite, mal di testa, emicrania, patologie oculari e perfino complicazioni più serie quali paralisi e attacchi cardiaci. E' ovvio che per migliorare tutte queste condizioni è necessario sostituire le otturazioni in metallo con *otturazioni in plastica* che *non* contengono metalli, ma anche purificare il fegato e i reni e bere un tè di erbe epatiche (vedere la ricetta precedente) per 10 giorni dopo aver sostituito un'otturazione.

21. Equilibrate il Vostro Stato di Salute Emotivo

Alla base di ogni malessere fisico *si trova* un'emozione non equilibrata: le emozioni sono segnali di tranquillità e malessere che il corpo ci invia in ogni momento dell'esistenza cosciente. Esse sono costituite da vibrazioni specifiche che fungono da bollettino meteorologico raccontando come ci sentiamo nei nostri confronti, nei confronti degli altri e riguardo a ciò che è "buono" e "cattivo", "giusto" o "sbagliato" nella nostra vita e nel mondo. Le emozioni sono come il riflesso di uno specchio che rivela tutto ciò che l'individuo ha bisogno di sapere per superare le prove e i problemi della vita: il nostro corpo, che solo noi possiamo *sentire*, funge proprio da specchio o messaggero emozionale. Uno specchio sporco riflette solo una determinata parte di noi e mostra una figura distorta: se siamo emotivamente disorientati e non riusciamo a comprendere cosa sta accadendo, ciò è dovuto al fatto che non siamo in grado di ascoltare, comprendere e seguire i messaggi che il corpo sta cercando di trasmetterci.

Tutti i problemi emotivi indicano una mancanza di consapevolezza: se non siamo completamente consapevoli del motivo per cui si presentano queste emozioni e/o sfide fisiche, noi abbiamo probabilmente perso contatto con noi stessi e, quindi, non riusciamo a cambiare positivamente nella nostra vita. Molte persone sono talmente distaccate dai propri sentimenti da non sapere addirittura *ciò* che provano. Fare pratica con la consapevolezza riporta l'attenzione su "dove siamo" e "chi siamo": continuando a prestare attenzione alle nostre emozioni finché durano, noi possiamo liberare gli eccezionali poteri creativi intrappolati dentro di noi. Le emozioni non esistono per essere giudicate o soppresse, ma per essere comprese: imparando a osservarle, inizieremo a capire il loro vero significato e invece di *reagire* incoscientemente a una situazione difficile o a una persona, riusciremo ad *agire* coscientemente secondo la nostra volontà.

Le emozioni vogliono essere riconosciute perché sono l'unico modo in cui l'organismo può dire cosa proviamo veramente nei confronti degli altri e di se stessi. Accettando e rendendo onore a tutti i nostri sentimenti ed emozioni invece di reprimerli, iniziamo a sperimentare una diversa realtà di vita che libera l'individuo da giudizi e pene: inizieremo a vedere un senso e uno scopo in tutto ciò che accade, indipendentemente dal fatto che sia "giusto" o "sbagliato", "buono" o "cattivo", e ciò elimina la paura e tutte quelle emozioni che da essa si producono. Dare equilibrio alle emozioni è uno dei più importanti metodi non fisici per ottenere uno stato di salute stabile, felicità e pace.

Gli approcci, i messaggi e l'iconografia contenuti nel mio libro intitolato "*Lifting the Veil of Duality - Your Guide to Living Without Judgment*"sono stati ideati per riportare l'equilibrio alla sfera emotiva umana (vedere *Altri Libri e Prodotti dell'Autore*): infatti, sarà possibile modificare profondamente la percezione completa dei problemi, dei limiti, della malattia, del dolore e della sofferenza dopo aver letto questo libro. Inoltre, ciò che in precedenza può aver spinto all'invecchiamento precoce o, forse, verso una malattia fisica, ora può rapidamente trasformasi in una eccezionale opportunità per generare gioia, ricchezza, vitalità e ringiovanimento per tutto il resto della vita.

Nel frattempo, potrete trarre notevole beneficio dal questo semplice metodo per riequilibrare le emozioni:

Tornate con la mente al passato, a quando eravate bambini, magari a quando avevate tre anni; ricordate quanto eravate liberi e felici: non avevate opinioni preconcette su ciò che era giusto o sbagliato, buono o cattivo, bello o brutto, ecc.; guardatevi mentre interagite con gli altri con meraviglia, assoluta facilità e innocente apertura mentale. Tutto ciò che vi circonda è interessante e vi sentiti sicuri, nutriti e amati. Ora andate avanti nel tempo a una situazione della vostra vita in cui non avete più provato queste sensazioni, bensì una mancanza di amore oppure vi siete sentiti ignorati, rimproverati, criticati, maltrattati, ecc. Notate la contrazione e il gelo nel vostro cuore. Poi tornate di nuovo al passato, allo spirito innocente della vostra natura fanciullesca e trasponetelo nella situazione che vi ha causato tanto dolore: riempitevi dell'innocenza e della gioia incontaminata dei vostri tre anni e irradiatela intorno a voi per riempire tutti con quella stessa gioia. Ora passate a un altro evento in cui avete provato infelicità e ripetete il processo. Passate ad ogni difficoltà ed esperienza negativa della vostra vita e sanatela con la vostra gioia dei vostri tre anni.

Questo esercizio è particolarmente efficace perché, in realtà, non esiste un tempo lineare: si tratta semplicemente di un concetto che utilizziamo per separare gli eventi che sono accaduti, che accadono o che accadranno in futuro. Quindi, in realtà, gli eventi passati hanno effetti eccezionali su di noi oggi come li hanno avuti allora. Per questo motivo, nel mondo, c'è così tanta paura, tensione, stress, rabbia, conflitto e violenza: troppe persone non sono in grado di lasciare andare le loro esperienze passate e di ricreare scenari simili da affrontare in un modo o in un altro. Tuttavia, annullando l'impatto negato attraverso questo semplice esercizio di auto-conferimento del potere, è possibile effettivamente cambiare il passato e, quindi, la realtà presente e futura.

Potranno essere necessarie 1 o 2 settimane (20-30 minuti al giorno) per esaminare e ricomporre, in questo modo, tutte le emozioni passate e non equilibrate, ma ne vale la pena. Ogni volta che reagite negativamente a un evento della vita ciò significa che l'individuo ha vissuto un'esperienza emotiva non equilibrata prima di questa: equilibrando tutte le esperienze indesiderate che si sono verificate tra la prima infanzia e questo momento potrete effettivamente cancellare completamente le cause principali di ogni problema emotivo, mentale, fisico e spirituale e impedire così che esso si ripresenti.

CAPITOLO 6

Cosa Ci Possiamo Aspettare Dal Lavaggio Epatico?

Una Vita Senza Malattie

La malattia non fa parte del progetto dell'organismo: i sintomi di una malattia indicano semplicemente che il corpo sta cercando di impedire un grave danno o addirittura una situazione che metta in pericolo la vita. Noi ci ammaliamo quando il sistema immunitario è represso e sovraccarico di prodotti tossici di scarto accumulati: ovunque la congestione abbia raggiunto il suo apice, il corpo cerca di rimuoverla in svariati modi mettendo in atto metodi di autodifesa e depurazione che spesso richiedono il manifestarsi di febbre, infezioni, infiammazioni, ulcere e dolore e, nei casi più gravi, cancro e formazioni di placche all'interno delle pareti delle arterie e impediscono la morte imminente.[16] La maggior parte dei fenomeni di "soffocamento" interno sono preceduti o accompagnati da un blocco dei dotti biliari epatici: quando il fegato, che rappresenta la principale fabbrica e il centro di detossicazione dell'organismo, viene congestionato da un numero eccessivo di calcoli epatici, la malattia ne rappresenta un probabile risultato.

Eliminando dai dotti biliari epatici tutte le ostruzioni e mantenendo un regime alimentare e uno stile di vita equilibrati, il

---

[16] Per saperne di più sulle quattro maggiori cause di malattia, come si sviluppa, i veri motivi del cancro, delle patologie cardiache, dell'AIDS, ecc. fare riferimento a *The Key to Health e Rejuvenation*.

corpo torna naturalmente a uno stato di equilibrio (omeostasi) che viene comunemente chiamato "stato di buona salute". Il vecchio detto "prevenire è meglio che curare" si applica perfettamente al fegato: se il fegato viene mantenuto sgombro da calcoli epatici è molto difficile che questo stato di equilibrio sia sconvolto; di conseguenza, godere di un fegato pulito significa, fondamentalmente, avere tra le mani un certificato di sana costituzione.

Le compagnie che stipulano assicurazioni contro le malattie e i loro clienti potrebbero trarre notevoli benefici dal lavaggio epatico in numerosi modi: queste società potrebbero diminuire considerevolmente i premi assicurativi e le spese, mentre i privati assicurati potrebbero godere di una salute migliore, chiedere meno giorni di malattia ed liberarsi da paure e dolori che, solitamente, accompagnano lo stato stesso di malattia; le generazioni più anziane non sarebbero più considerate un peso, in quando sarebbero sempre più in grado di prendersi cura di sé, e i costi della sanità potrebbero essere notevolmente ridotti diventando così l'unica soluzione per salvaguardare la continuità del progresso e della prosperità in nazioni come gli Stati Uniti e la Gran Bretagna. Se l'attuale tendenza all'aumento delle spese per la sanità negli Stati Uniti continuerà tanto rapidamente quanto è avvenuto recentemente, è probabile che assisteremo al fallimento delle principali società. Nel 2001, il costo della sanità negli Stati Uniti ha superato la soglia di USD 1 trilione.

Un buon servizio sanitario non può essere valutato in base a quanto denaro spende per curare i sintomi di una malattia: la cura di sintomi patologici inevitabilmente richiede ulteriori cure in quanto le origini della malattia non sono note e addirittura peggiorano se vengono trascurate. Per curare "con successo" i sintomi reprimendo gli sforzi curativi dello stesso organismo è necessario fare ricorso a farmaci tossici, radiazioni o interventi chirurgici: tutte queste forme di interventi medici evidenziano effetti collaterali dannosi che, a loro volta, diventano causa di nuove malattie che richiedono ulteriori cure. L'approccio di soluzione rapida che prevede la repressione dei sintomi di una malattia rappresenta la causa principale di patologie croniche, morte prematura e, certamente, di costi del servizio sanitario in aumento: a tutti gli effetti, è molto più economico curare (efficacemente) una malattia e impedire l'insorgere di nuove. L'assistenza sanitaria convenzionale sta diventando sempre meno accessibile per la maggior parte delle persone al mondo ed è probabile che, in futuro, diventi un privilegio per pochi. Se il lavaggio epatico fosse prescritto dai medici americani, magari solo a pazienti affetti da patologie che colpiscono la colecisti, i 20 milioni di persone che soffrono di calcoli epatici potrebbero riuscire a vivere una vita normale e tranquilla eliminando o prevenendo numerose altre malattie collegate.

Il lavaggio epatico non provvede solo a ripristinare semplicemente la corretta funzionalità della colecisti e del fegato, ma aiuta anche le persone a prendersi attivamente cura della propria salute per il resto della vita. Stipulare una polizza assicurativa contro le malattie non può garantire una vita senza malattie: uno stato di buona salute si sviluppa naturalmente nel momento in cui il corpo è privo di calcoli epatici e di altri depositi di prodotti tossici di scarto, e quando soddisfiamo le principali esigenze di base che ci permettono di mantenere un giovialità e vitalità per tutta la vita.

Il Miglioramento della Digestione, dell'Energia e della Vitalità

Il significato dell'espressione "buona digestione" comprende tre processi di base dell'organismo:

- il cibo che consumiamo viene scomposto in componenti nutritivi.
- le sostanze nutritive vengono assorbite immediatamente, distribuite a tutte le cellule e metabolizzate efficacemente.
- i prodotti di scarto risultanti dalla scomposizione e dall'utilizzo del cibo vengono completamente eliminati attraverso gli organi e gli apparati escretori.

Il corpo richiede un buon processo digestivo per garantire un ricambio efficiente e continuo dei suoi 60-100 trilioni di cellule:

per mantenere l'omeostasi, infatti, l'organismo ha bisogno di produrre 30 miliardi di nuove cellule per sostituire lo stesso numero di cellule vecchie, logore o danneggiate. Se ciò avviene senza problemi, giorno dopo giorno, anno dopo anno, le nuove generazioni di cellule nell'organismo saranno efficaci e sane quanto le prime, e anche se determinati tipi di cellule, come ad esempio quelle cerebrali e cardiache, non possono essere sostituite (questa teoria sta però diventando obsoleta) i loro costituenti, ad esempio gli atomi di carbonio, ossigeno, idrogeno e azoto, vengono comunque costantemente rinnovati.

Il ricambio naturale delle cellule e degli atomi, tuttavia, non è più completo o efficiente nella maggior parte dei soggetti che vivono freneticamente in un mondo che concede poco tempo per uno stile di vita salutare e un regime dietetico equilibrato: oggi l'incidenza di uno stato di salute cagionevole è maggiore perché la popolazione si nutre con cibi non salutari; al contrario, una dieta nutriente consiste di cibi naturali, non inquinati e acqua fresca e pulita. Solo pochissime società che vivono in aree remote e isolate, come le Montagne dell'Abkhazia, nella Russia Meridionale, le Montagne dell'Himalaya in India, il Tibet e la Cina, le Ande in America Latina o le aree settentrionali del Messico, sono riuscite a mantenere una condizione di giovialità e salute a tutti i livelli di età: la loro dieta si basa esclusivamente in cibi freschi e incontaminati; tuttavia, non è necessario vivere in aree remote del mondo per godere di uno stato di salute sano, infatti, è normalissimo, ad esempio, avere dei vasi sanguigni in perfette condizioni all'età di 100 anni o più (vedere **Figura 14**).

Depurando l'organismo e curandolo al meglio possiamo migliorare la qualità della nostra vita fino a raggiungere quell'elevato livello di energia, vitalità e stato naturale di salute che ogni essere umano merita: un apparato digerente ben funzionante e un fegato privo di calcoli costituiscono i fondamenti grazie ai quali il corpo è in grado di regolare il ricambio cellulare uniforme senza accumulare tossine. Questo è il miglior antidoto contro l'invecchiamento e le malattie che possono colpire qualsiasi individuo.

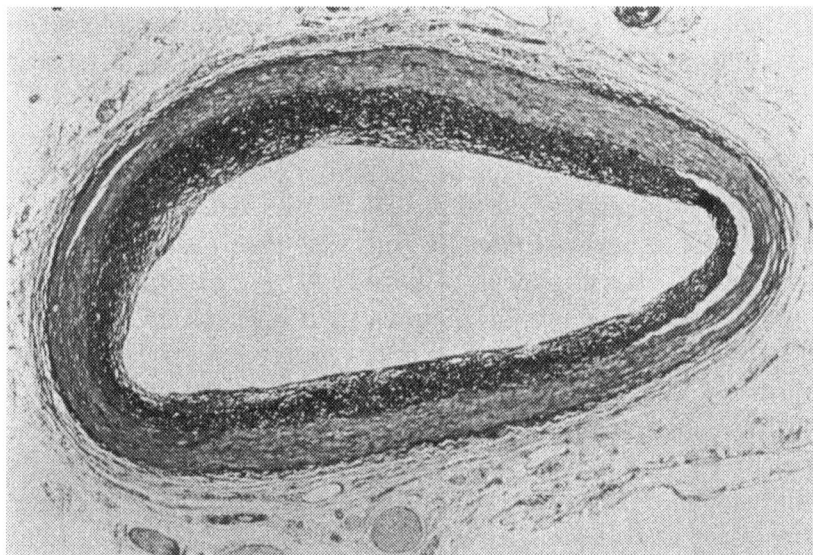

Figura 14: Arteria aperta di una donna americana dell'età di 100 anni

La Liberazione dal Dolore

Il dolore è il segnale che l'organismo utilizza per identificare e correggere determinati problemi e malfunzionamenti: il dolore non è una malattia vera e propria, ma l'indicazione di una corretta risposta immunitaria a una situazione anomala. Se il dolore si attenua naturalmente, senza l'utilizzo di antidolorifici, ciò indica che l'organismo è tornato a uno stato di equilibrio, mentre il dolore cronico rivela che la risposta immunitaria non è sufficiente e che la causa del problema non è ancora stata eliminata.

Eliminare tutti i calcoli biliari dal fegato e dalla colecisti può contribuire a ridurre ed eliminare il dolore nel corpo indipendentemente dal fatto che esso venga accusato alle articolazioni, alla testa, ai nervi, ai muscoli o agli organi. Il corpo è sano quanto il sangue e la linfa: se il sangue e la linfa contengono un numero elevato di tossine, come nel caso di un fegato congestionato, possono insorgere irritazioni, infiammazioni e infezioni, oppure danni alle cellule e ai tessuti nelle parti più deboli dell'organismo. Se le funzioni di digestione, metabolismo ed eliminazione delle sostanze di scarto non sono equilibrate a causa di uno scarso rendimento del fegato, il *sistema immunitario ematico* non può portare a termine il suo lavoro terapeutico all'interno dell'organismo.

La risposta terapeutica è subordinata a un sistema immunitario efficiente, la maggior parte del quale è situato nel tratto intestinale: il fegato, il principale organo di controllo della digestione e del metabolismo del cibo, deve essere libero da qualsiasi ostruzione (calcoli epatici) allo scopo di impedire il sovraccarico del sistema immunitario. Se il sistema immunitario è scarso all'interno degli intestini, sarà uguale anche in altre parti del corpo. Il sollievo dal dolore è automatico quando la congestione non esiste più e il sistema immunitario torna a una condizione di pieno potere ed efficienza. Il dolore non è qualcosa che richiede una cura a meno che non sia insopportabile. Se si considera che il dolore cronico è causato da una congestione cronica, sarebbe necessario pulire il fegato, gli intestini, i reni e il sistema linfatico prima di cercare di curare il dolore stesso: in quasi tutti i casi, questo lavaggio elimina completamente il dolore e ripristina uno stato di salute positivo e funzioni immunitarie adeguate.

Un Corpo Più Flessibile

La flessibilità fisica rappresenta la misura di come gli organi, le articolazioni, i muscoli, i tessuti connettivi e le cellule siano ben nutriti dal cibo che ingeriamo, dall'acqua che beviamo e dall'aria che respiriamo. Il processo digestivo e quello metabolico che mettono a disposizione questi elementi alle cellule hanno bisogno di essere sempre nella migliore condizione affinché un buono stato di salute sia una realtà permanente. La rigidità delle articolazioni e dei muscoli indica la presenza di prodotti metabolici di scarto acidi in queste parti dell'organismo dovuti a uno scarso processo digestivo ed escretorio.

Chiunque pratichi yoga, ginnastica o qualsiasi altra forma di attività fisica e si sottopone a uno o più lavaggi epatici nota il considerevole aumento di flessibilità della colonna vertebrale, delle articolazioni e dei muscoli; i depositi di sali minerali nel collo e nell'area delle spalle iniziano a diminuire, e i dolori e la rigidità scompaiono: l'intero organismo si sente più "in relazione" in quanto i tessuti connettivi che uniscono le cellule sono di nuovo fluidi.

Un fiume di acqua pulita e pura scorre più facilmente e con minor attrito rispetto a un fiume ispessito da una gran quantità di fango e sporcizia. Una delle più importanti funzioni epatiche consiste nel mantenere il sangue fluido in modo che possa distribuire le sostanze nutritive alle cellule, raccogliere i materiali di scarto e trasportare, puntualmente, gli ormoni messaggeri alle loro destinazioni. Un sangue ispessito rappresenta un denominatore comune nella maggior parte delle malattie che colpiscono l'organismo e può essere riconosciuto, tra gli altri sintomi, da una mancanza di flessibilità in alcune parti del corpo: se la colonna vertebrale e le articolazioni sono costantemente rigide e doloranti, questo denota che la maggior parte degli organi interni sta soffrendo di problemi di circolatori. La circolazione del sangue, infatti, migliora notevolmente quando il calcoli epatici cessano di ostruire il fegato, provocando, di conseguenza, l'aumento della flessibilità e della mobilità nel corpo. Una buona attività fisica svolta regolarmente contribuisce a supportare e a mantenere la ritrovata flessibilità.

Un corpo flessibile, inoltre, suggerisce anche una mente aperta e adattabile, mentre un corpo rigido è segno di mente rigida e timorosa. Dal momento che l'organismo è irrorato da sangue più fluido e le strutture indurite iniziano nuovamente ad ammorbidirsi, anche l'atteggiamento mentale diventa più espansivo e accomodante, migliorando la capacità dell'individuo di cogliere le opportunità della vita, aggiungendo grande gioia e soddisfazione ad ogni giorno.

L'Inversione del Processo di Invecchiamento

Il processo di invecchiamento è, generalmente, considerato un fenomeno inevitabile che, prima o poi, colpirà tutti gli individui. Tuttavia, questo punto di vista si applica solo alle sue conseguenze "negative": l'invecchiamento può essere considerato anche un processo di crescita che rende la vita più ricca, aumenta il buon senso e migliora l'esperienza e la maturità, tesori rari in gioventù.

165

L'aspetto negativo del processo di invecchiamento, con il quale si identifica la maggior parte della gente, è un disturbo metabolico che si sviluppa gradualmente in un determinato periodo di tempo.

Gli effetti indesiderati dell'invecchiamento risultano da un malfunzionamento a livello cellulare: quando le cellule dell'organismo non sono in grado di rimuovere abbastanza in fretta le sostanze metaboliche di scarto generate quotidianamente, alcune di queste si depositano nelle membrane cellulari, che diventano una sorta di "bidoni della spazzatura" cellulari; le cellule, quindi, non riescono a liberarsi di tutti i prodotti di scarto perché il tessuto connettivo che le circonda è congestionato da altri materiali di scarto (a causa di un blocco linfatico). A tempo debito, l'insufficiente smaltimento di prodotti di scarto diventa sempre più pronunciato ed evidente: i prodotti di scarto trattenuti riducono gradualmente l'approvvigionamento cellulare di ossigeno, sostanze nutritive e acqua, e ispessiscono sempre più le membrane. In un bambino appena nato le membrane cellulari sono molto sottili, quasi incolori e trasparenti, mentre un adulto di circa 70 anni, oggi, ha membrane cellulari almeno cinque volte più spesse, di colore generalmente marrone e, in alcuni casi, addirittura nero. Questo processo degenerativo cellulare è quello che prende comunemente il nome di "invecchiamento".

Perfino con l'invecchiamento le cellule del corpo vengono continuamente sostituite da nuove cellule; tuttavia, le nuove leve non hanno, solitamente, una forma migliore rispetto a quelle vecchie: i tessuti o i gruppi cellulari colpiti sono diventati più deboli, sono malnutriti e danno alla nuova generazione di cellule un inizio di vita molto povero. Di conseguenza, in poco tempo, anche le membrane delle nuove cellule saranno ostruite e, addirittura, non avranno mai la possibilità di svilupparsi in cellule giovani e sane: dal momento che il numero di cellule e tessuti connettivi saturati da sostanze tossiche è sempre maggiore, tutti gli organi del corpo iniziano a invecchiare e a deteriorarsi.

Perfino la cute, il più esteso organo del corpo, inizia a soffrire di malnutrizione e perde parte della sua elasticità, cambia colore, diventa secca e ruvida, e sviluppa imperfezioni che consistono in prodotti metabolici di scarto. A questo punto, l'aspetto negativo del processo dell'invecchiamento diventa visibile anche all'esterno: quindi, è ovvio che l'invecchiamento esterno, la conseguenza diretta di un metabolismo cellulare difettoso, parte all'interno dell'organismo.

Il mancato equilibrio delle funzionalità digestive ed epatiche rappresentano le cause principali di un metabolismo cellulare inefficiente: entrambe le funzioni migliorano notevolmente quando vengono eliminati *tutti* i calcoli biliari nel fegato e nella colecisti, e vengono rimossi gli altri materiali tossici di scarto dagli organi, dai tessuti e dalle cellule attraverso semplici metodi di depurazione (come discusso in questo libro). Non appena le cellule iniziano a perdere la loro "pelle scura" (un risultato naturale della depurazione), l'assorbimento di ossigeno, di sostanze nutritive e di acqua aumenta e lo stesso vale per la vitalità e l'efficienza cellulare. Dal momento che la digestione e il metabolismo continuano a migliorare, invece di diventare vecchie e stanche, le cellule iniziano a ringiovanire e a tornare dinamiche: è questo il momento in cui l'effettivo processo di invecchiamento inizia a invertirsi e gli aspetti positivi dell'invecchiamento iniziano ad essere evidenti.

La Bellezza Interiore ed Esteriore

I risultati di un metabolismo cellulare in continuo miglioramento si rifletteranno sul modo in cui ci sentiamo nei confronti della nostra interiorità, ma anche sul nostro aspetto esteriore. Le persone anziane appaiono raggianti e giovanili quando stanno veramente bene; mentre i giovani possono sembrare più anziani se i loro corpi sono intossicati e stanchi. Naturalmente, per raggiungere la bellezza esteriore è necessario prima sviluppare la bellezza interiore.

Se il nostro corpo ha accumulato una elevata quantità di sostanze di scarto, esso non è più in grado di farci percepire la nostra bellezza e il nostro valore. Esistono ancora gruppi di indigeni nelle aree più remote del mondo che godono di uno stato di salute perfetto e di tanta vitalità: essi purificano regolarmente il fegato, i reni e gli intestini con oli, erbe e liquidi. Nelle società moderne, caratterizzate dalla costante tendenza a migliorare l'aspetto fisico superficiale e, in caso di una malattia, a bloccarne i sintomi piuttosto che rimuoverne la causa, queste pratiche sono state abbandonate.

Coloro che si sono sottoposti a una serie di lavaggi epatici raccontano di sentirsi molto meglio con il proprio corpo, la propria vita e il proprio ambiente: in molti casi, l'autostima di una persona e la sua capacità di apprezzare gli altri migliora man mano che il corpo viene purificato e il lavaggio epatico può contribuire notevolmente a sviluppare vitalità e bellezza interiore. Questo non solo rallenterà o invertirà il processo di invecchiamento, ma farà sentire l'individuo molto più giovanile e attraente indipendentemente dalla sua età.

Il Miglioramento dello Stato di Salute Emotivo

Il lavaggio epatico ha implicazioni dirette su come ci sentiamo nei confronti di noi stessi e degli altri: quando siamo sotto stress, è facile essere irritabili, annoiati, frustrati e perfino arrabbiati. La maggior parte delle persone è convinta che lo stress abbia a che fare con i problemi esterni che siamo costretti ad affrontare nella vita, ma questa è solo una verità parziale: la risposta dell'individuo a determinati problemi, situazioni o persone è negativa solo perché non è in grado di combatterli.

Il fegato, che sostiene le funzioni del sistema nervoso approvvigionandolo con sostanze nutritive vitali, determina anche la nostra risposta allo stress: i calcoli epatici, infatti, impediscono una corretta distribuzione delle sostanze nutritive costringendo l'organismo a fare ricorso a diverse misure di emergenza, tra cui una eccessiva secrezione di ormoni dello stress. Per un breve periodo, questa veloce misura di primo soccorso aiuta a supportare la maggior parte delle funzioni fisiche ma, presto o tardi, l'equilibrio dell'organismo risulta disturbato e il sistema nervoso si aggrava. Considerato quindi questo stato di mancato equilibrio, qualsiasi pressione esterna o situazione difficile può dare inizio a una risposta esagerata allo stress che, a sua volta, può far insorgere la sensazione di sentirsi stressati e turbati.

Il nostro stato di salute emotivo è intimamente legato alla salute fisica: depurare il fegato e mantenerlo pulito aiuta a mantenere l'equilibrio emotivo e rimovendo i calcoli epatici elimineremo anche qualsiasi rabbia e risentimento radicati che possono essersi accumulati per molto tempo. Questa sollievo o liberazione da questioni passate irrisolte può dare vita a una nuova sensazione di vitalità e il senso di libertà ed euforia che si prova solitamente dopo un lavaggio epatico indica cosa c'è in serbo per noi una volta che il nostro fegato sarà stato completamente purificato.

Una Mente Più Lucida e Una Migliore Creatività

La lucidità mentale, i ricordi, la creatività e la capacità di concentrarsi e focalizzare l'attenzione dipendono da quanto il cervello e il sistema nervoso sono ben nutriti. Un sistema circolatorio inefficiente produce effetti attenuanti e inibitori su tutti i processi mentali e ciò, a sua volta, aggiunge stress e tensione al sistema nervoso.

Sottoponendosi al lavaggio epatico, è probabile notare ogni volta nuovi miglioramenti delle proprie facoltà mentali: molti soggetti riportano una condizione mentale meno agitata e più rilassata, altri, invece, raccontano di un improvviso afflusso di pensieri positivi che contribuiscono a migliorare il rendimento lavorativo e l'attività creativa; gli artisti, generalmente, scoprono una nuova dimensione di espressione creativa che comprende la percezione dei colori, delle figure e delle forme.

Coloro che si occupano di crescita spirituale e auto-miglioramento scopriranno che l'eliminazione di tutti i calcoli epatici può aiutarli ad accedere alle aree più remote e un tempo più nascoste della propria personalità e a utilizzare un potenziale mentale più elevato. Il lavaggio epatico, in particolare, aiuta a equilibrare il *chakra del plesso solare*: il plesso solare rappresenta il centro energetico dell'organismo, responsabile della forza di volontà, dell'assorbimento e della distribuzione di energia e delle funzioni del fegato, della colecisti, dello stomaco, del pancreas e della milza. Questa centralissima parte del corpo e delle emozioni lavora molto meglio dopo una serie di lavaggi epatici.

CAPITOLO 7

L'Opinione della Gente
Sul Lavaggio Epatico

"Ma che differenza fa il lavaggio epatico! Sono una donna di 46 anni e ho avuto problemi di salute, praticamente, per tutta la vita: da bambina erano problemi trascurabili, ma numerosi e costanti, che, in età adulta, si sono trasformati in problemi seri. Il mio percorso verso uno stato di buona salute è stato lungo e particolarmente difficoltoso: mi hanno fotografata, punta con aghi, esaminata con uno scanner, radiografata, mi hanno iniettato liquidi di contrasto e ho subito cinque operazioni; mi è stata prescritta e ho assunto una quantità enorme di farmaci in vari dosaggi, sempre elevati e, a volte, molto elevati, soprattutto antibiotici. Ogni volta le mie condizioni miglioravano per un po', ma i miei problemi non sparivano e ricomparivano in punti sempre diversi del mio corpo con sintomi più forti Alla fine, mi sono stufata del sistema sanitario convenzionale e, non sapendo più assolutamente dove sbattere la testa, ho deciso di rivolgermi alla medicina naturale: ho letto tutto quello che potevo, ho interrotto l'assunzione dei farmaci che mi erano stati prescritti, ho cambiato il mio regime alimentare e mi sono sottoposta a una serie di irrigazioni coloniche. Finalmente qualcosa funzionava: il mio stato di salute iniziava a migliorare sostanzialmente, ma avevo bisogno ancora di qualcosa di più. Non avevo tantissima energia e dovevo seguire la dieta in maniera assolutamente rigorosa per evitare che i miei disturbi digestivi tornassero. Poi, un giorno, un'amica (Dio la benedica!) mi ha prestato un libro che pensava potesse interessarmi: *Il Lavaggio Epatico*!!!! Ad oggi, ho fatto 6 lavaggi; certo, il processo non è

170

ancora completo, ma la differenza è così evidente che ne posso parlare con assoluta fiducia: gli ultimi 6 mesi sono stati davvero sorprendenti per me.

"Fino a questo momento ho espulso circa 2000 calcoli di dimensioni variabili (da un pisello a una pallina da golf). Inoltre, ho ottenuto ulteriori benefici imprevisti espellendo un piccolo tumore e diversi tipi di parassiti. Il mio cambiamento è stato stupefacente: da donna fragile e cagionevole qual ero sono diventata attiva e forte, e la mia digestione è come quella di una persona normale... un'esperienza che non ho mai provato prima. Da che mi ricordi, ho sofferto di problemi sinusali, ma adesso questi si stanno gradualmente normalizzando e le mie allergie stanno scomparendo. Tutti i miei amici e la mia famiglia hanno assistito a questi notevoli cambiamenti e non riescono a credere che sia così energica ora: i cambiamenti fisici e mentali avvenuti in me sono talmente straordinari che li voglio annunciare al mondo intero. La vita non potrebbe essere migliore!!! Ogni giorno sono ben felice di condividere *Il Lavaggio Epatico* con chiunque desideri un metodo di auto-trattamento naturale per inaugurare una nuova vita. Tutte queste sensazioni sono ancora nuove per me: ogni mattina mi sveglio pensando che sia stato solo un sogno, ma il mio sogno è diventato realtà! Una vita senza una buona salute non si può chiamare vita. È davvero straordinario: finalmente la mia vita è iniziata!!" *Debbie Perez, Germania.*

"Ho fatto il mio decimo lavaggio epatico circa tre settimane fa e questa volta non ho espulso calcoli. Ho rimosso oltre novemila calcoli in un periodo di circa dodici mesi e il mio stato di salute è notevolmente migliorato: non sono più stanco e ho addosso un'energia inesauribile. L'anno prima di iniziare i lavaggi avevo sofferto di una malattia dietro l'altra e di innumerevoli paterecci delle dita che mi hanno costretto al ricovero per una somministrazione di anticorpi via endovena; poi mi sono venuti la varicella e il fuoco di S. Antonio che mi hanno lasciato diverse cicatrici, e un'encefalite che mi ha colpito la vista: devo dire che a quel punto il mio desiderio di guarire non era particolarmente forte. Per un certo tempo ho sofferto anche di un blocco intestinale che mi ha causato una brutta infezione alla bocca e che, secondo il mio dentista, stava divorandomi la mascella. Ora, finalmente, mi sento ancora maledettamene bene e questo grazie a lei e al suo meraviglioso libro. Con i miei migliori auguri." *Robert M., Regno Unito*

~~~~~~

"Un mio paziente di 33 anni è un uomo molto simpatico che soffre di mal di testa dall'età di 10 anni e al quale, due anni fa, è stato rimosso un tumore benigno al cervello. Un anno dopo l'intervento, tuttavia, il dolore costituiva ancora un grosso problema; non andava al lavoro per giorni e finiva spesso a letto con raffreddore, brividi e forte sudorazione. Un anno fa è stato sottoposto nuovamente a intervento chirurgico allo scopo di "alleviare la pressione del fluido" (essendo un CST lo posso fare semplicemente con le mani!), ma i mal di testa continuavano accompagnati da ondate di formicolio diverse volte al giorno: un bel problema, soprattutto mentre guidava. Così gli ho suggerito il lavaggio epatico e, al momento, ne ha già completati due. Le tre settimane trascorse dall'ultimo lavaggio sono state le "migliori da molti anni": niente mal di testa, niente formicolio, la carnagione è bella sana, gli occhi sono brillanti e luminosi, e si sente benissimo. Il numero di calcoli espulsi durante il secondo lavaggio è stato elevatissimo: diverse migliaia. Quasi da non riuscire a credere a quanto venisse espulso. È molto grato e soddisfatto dei risultati e del libro". *Geoffrey M., Medico Generico, Regno Unito*

~~~~~~

"Ho pensato che le sarebbe piaciuto leggere l'ultima relazione del mio cardiologo, che mi ha visitata lunedì, oltre un anno dopo l'attacco di cuore". Così iniziava l'e-mail che Susan, una mia paziente di 62 anni, mi ha inviato recentemente dall'Arizona. "Era un po' agitato all'inizio," continuava "perché gli avevo detto che non prendevo più le medicine ormai dallo scorso agosto. Mi ha detto che avrebbe prescritto qualche farmaco per ricominciare la cura, ma che prima desiderava sottopormi a un eco-cardiogramma e un test sotto stress".

"Ho accettato entrambi gli esami e li abbiamo fatti subito nel suo studio. Mentre correvo sul tapis roulant, ho cominciato a sentirmi stanca e ne ho informato i suoi assistenti, che mi hanno riposto "Lei potrà anche essere stanca, ma il suo cuore non lo è assolutamente!". Hanno detto che sia l'eco-cardiogramma sia il test sotto stress erano perfettamente nei limiti e quando il cardiologo è rientrato nella stanza ha esordito affermando: "Sono assolutamente sorpreso, assolutamente... Questi test mostrano un cuore sano senza alcun problema! Direi che può andare a casa, continuare la sua vita normale e tornare a trovarmi fra sei mesi," senza fare più alcun cenno ai farmaci".

Il messaggio terminava ripetendo la sua gratitudine per tutti i consigli e i suggerimenti che le avevano dato la forza di un cuore normale e sano. Susan è una delle migliaia di persone definite come affette da patologie cardiache incurabili, ma che, grazie al lavaggio epatico e ad alcuni cambiamenti nel suo regime alimentare e nel suo stile di vita, ha trovato una soluzione diversa."

"Ho sofferto di calcoli epatici per circa 15 anni e la prima volta che mi sono sottoposto a un lavaggio ne ho espulsi effettivamente migliaia. Gli ultimi sono usciti tutti raggrumati e avevano le dimensioni del mio pugno, ma è stato assolutamente indolore."
P.B., Spagna

"Sono un manager di 46 anni; lavoro per una società di sviluppo nel Midwest e ho bisogno di farmaci perché soffro di ipertiroidismo; per questo motivo devo tenere sotto controllo i miei valori ematici due volte l'anno e monitorare il mio sistema endocrino. Due anni fa, gli esami del sangue hanno evidenziato elevati livelli di colesterolo pari a 229 mg% (200mg per 100 ml). Il mio endocrinologo mi ha prescritto il Lipitor[17], un farmaco per ridurre il livello di colesterolo che ho rifiutato con decisione.

"Poi ho fatto visita ad Andreas Moritz che mi ha insegnato a regolare la mia dieta e a depurare il mio fegato. Dopo aver

---

[17] Per ulteriori informazioni sul Lipitor e il colesterolo alto, vedere Capitolo 1.

173

effettuato due lavaggi epatici i livelli di colesterolo nel mio sangue sono scesi a 177 mg%. Il mio medico curante, che ha 65 anni, non riusciva a credere ai risultati: non aveva mai visto un miglioramento tanto consistente e rapido. Era letteralmente rimasto affascinato dal lavaggio epatico e ne voleva sapere di più.

"Inoltre, il dosaggio di SYNTHROID® di cui avevo bisogno per l'ipotiroidismo è stato ridotto da 0,175 a 0,125 negli ultimi due anni e si prospettano ulteriori riduzioni nel futuro. Recentemente ho concluso il mio sesto lavaggio epatico e aspetto con ansia continui miglioramenti per il mio stato di salute e la mia vitalità". *Bryant Wangard, Minnesota, USA*

"Il giorno successivo all'irrigazione colonica, dopo aver espulso circa 150 calcoli epatici, ho improvvisamente avvertito qualcosa che si spingeva avanti nel colon; è stata una sensazione molto strana: ho sentito questa massa muoversi lentamente dall'inizio alla fine del colon, da cui, però, non voleva uscire. Ho atteso due giorni e dal momento che non accadeva nulla ho preso il Colosan[18]. Il terzo giorno ho avvertito un movimento intestinale, prevalentemente polverizzato dal Colosan, ma dopo aver sciacquato i residui scuri ho trovato un enorme calcolo delle dimensioni di una palla da golf insieme a molti altri le cui dimensioni erano un quarto di quello più grande. Non riuscivo a crederci. Ho chiamato il mio medico chiedendo di essere sottoposto a una nuova irrigazione colonica in quanto sentivo che ve ne erano ancora. Con mia grande sorpresa, ho espulso circa altri 100 calcoli della dimensione di una moneta. Pensavo di avere finito, ma nei quattro giorni successivi ho espulso ancora altri calcoli, ogni volta con un movimento intestinale. Alla fine, credo di avere rilasciato, complessivamente, circa 1.000 calcoli tra grandi, medi e piccolissimi. Caspita, che esperienza! Non riesco proprio a immaginare come è possibile che così tanti calcoli stiano all'interno di un corpo così piccolo. Il mio livello di energia è

---

[18] Il Colosan è un efficace purificatore del colon, descritto nel libro *The Key to Health e Rejuvenation*.

aumentato notevolmente e la mia area addominale è ora piatta e morbida. Mi sento in forma smagliante." *D.P., Germania*

"Recentemente mi sono sottoposta al mio nono lavaggio epatico e sono estremamente impressionata dei risultati ottenuti. Il giorno dell'ultimo lavaggio, verso sera, ho espulso un calcolo epatico calcificato che misurava poco meno di 7 cm in lunghezza e 4 cm in larghezza (vedere **Figure 6b e 6c**), insieme a circa 100 altri calcoli più piccoli, ma ugualmente calcificati. Apparentemente questi riempivano completamene la mia colecisti da anni impedendo al fegato di detossicare correttamente il sangue e il corpo. Dopo ogni lavaggio ho eliminato centinaia di calcoli e l'impatto immediato è stato meraviglioso: occhi più bianchi e lucenti; un carattere più gioioso; livelli marcatamente ridotti di frustrazione e rabbia, e migliorata capacità digestiva. Tuttavia, nulla mi aveva preparato a quanto sarebbe accaduto con il mio nono lavaggio: i dolori in tutto il corpo che mi affliggevano da tanti anni sono spariti nell'arco di una notte, insieme alla rigidità cronica del collo/spalle, della schiena e delle articolazioni. Prima, quando mi sottoponevo a un massaggio, un trattamento Shiatsu o una seduta di chiropratica, provavo un forte dolore praticamente in ogni parte del corpo: ora questo dolore è sparito ovunque.

Prima di iniziare il processo di purificazione, assumevo oltre una dozzina di farmaci diversi e integratori di vitamine: dopo un solo lavaggio epatico ho potuto sospendere il farmaco per la tiroide che assumevo da cinque anni.

"Io, figlia del baby boom, ormai prossima alla mezza età e quasi in menopausa, ho scoperto con sorpresa la ripresa del mio ciclo mestruale normale dopo appena pochi lavaggi: questo mi ha suggerito che il prematuro inizio della menopausa, nel mio caso, poteva essere stato accelerato da fegato e colon congestionati. Altri benefici sorprendentemente meravigliosi comprendono l'aumento dell'impulso sessuale e del mio fascino interiore, il ridotto desiderio di cibi pronti e un comportamento giovanile in generale: decisamente più gioioso e ottimistico di quanto sia stato negli ultimi 10 anni. Ad Andreas Moritz va la mia più profonda gratitudine per averci fatto conoscere questo inestimabile aiuto e per avermi salvato la vita!." *L.M., California, USA*

"Fino al lavaggio n. 11, non avevo davvero molto da dire eccetto che avevo espulso oltre 2.000 calcoli; tuttavia, dopo l'ultimo lavaggio, ormai più di 13 giorni fa, il mio volto non mostra più alcuna traccia di acne per la prima volta da quando avevo 14 anni. Questa è una delle mie più grandi conquiste a livello fisico: per 22 anni ho avuto paura a guardarmi allo specchio ogni mattina! Sebbene in età adulta l'acne si sia relativamente attenuata, era ancora fastidiosa. Gli anni del ginnasio sono stati tremendi proprio a causa della manifestazione acneica maggiore. Considero un miracolo il fatto di poter guardare negli occhi qualcuno e non sentirmi a disagio per il mio viso. È una sensazione fantastica!" *P.V. Minnesota, USA*

"Mi sono sottoposto al lavaggio epatico per quattro volte finora e ho eliminato molti calcoli. Lo scorso ottobre mi è stato consigliato un intervento chirurgico d'urgenza, ma il dolore è scomparso e la mia digestione continua a migliorare" *Alexi, USA*

La Mia Storia:

"A otto anni, mio zio, il più importante iridologo[19] tedesco dell'epoca, esaminando i miei occhi mi disse che avevo i "calcoli" al fegato: dall'età di sei anni avevo iniziato ad avere difficoltà di digestione e nei 12 anni seguenti sviluppai diversi problemi, dall'artrite reumatoide giovanile, all'aritmia, dalla costipazione cronica a mal di testa ed emicranie croniche, da incubi terrificanti a malattie cutanee e un po' di scogliosi; ogni 4-5 settimane soffrivo

---

[19] L'Iridologia o Scienza dell'Interpretazione degli Occhi è un metodo diagnostico accettato a livello medico in Germania e in molti altri paesi: essa è in grado di rivelare rapidamente l'esistenza e le cause di malattie fisiche attraverso uno studio attento dell'iride.

di svenimenti mentre ero in piedi in chiesa, in banca o alla posta: questi svenimenti si aggravarono con il tempo, accompagnati da vomito e diarrea che mi costringevano a letto per 3-4 giorni dopo ognuno di questi episodi. Nessun medico era mai riuscito a darmi una spiegazione di questi sintomi debilitanti.

"A 15 anni iniziai a studiare l'apparato digestivo e cambiai il mio regime alimentare molte volte per cercare di scoprire se la scelta dei cibi contribuiva in qualche modo all'insorgere delle mie malattie. Alla fine, mi resi conto che stavo realmente avvelenando il mio corpo con cibi di origine animale (carne, pesce, pollo, uova, formaggio, latte): dopo aver completamente eliminato questi cibi, la maggior parte dei sintomi scomparve. Tuttavia, il mio fegato sembrava lento, la scogliosi continuava ad affliggermi e stavano ricominciando le crisi. Dopo circa 10 anni iniziai a soffrire di significativi attacchi alla colecisti: i calcoli che mio zio aveva visto anni prima erano cresciuti in dimensione e si erano moltiplicati. [Se i calcoli non vengono rimossi completamente continuano a bloccare il flusso biliare incrementando la formazione di altri calcoli]. In totale, ho avuto oltre 40 attacchi estremamente dolorosi che duravano da 3 a 10 giorni ciascuno, solitamente accompagnati da vomito e diarrea, mal di testa, dolori lancinanti alla schiena e notti insonni. Dal momento che non ho mai assunto antidolorifici, farmaci o vaccini in vita mia, non c'erano alcuna possibilità per me, ma ero anche determinato a scoprire una soluzione efficace al mio problema.

"Iniziai a fare esperimenti utilizzando diverse erbe, trattamenti e metodi di lavaggio epatico che attingevo prevalentemente da culture diverse e che erano stati sviluppati nell'arco di lunghissimi periodi di tempo. Di tutti i metodi che ho studiato, testato e provato, la procedura presentata in questo libro è quella risultata più efficace per me. Durante il primo effettivo lavaggio epatico ho espulso oltre 500 calcoli: i miei attacchi alla colecisti terminarono proprio quel giorno. Altri problemi, quali il mal di schiena, i dolori articolari, la scogliosi e i problemi digestivi, miglioravano sempre più a ogni lavaggio. Dopo 12 lavaggi e 3.500 calcoli epatici in meno, il mio fegato era completamente pulito e, finalmente, il mio stato di salute era quello che avevo sempre voluto che fosse. Oggi le persone commentano la mia vitalità giovanile, il mio entusiasmo per la vita, il mio impeto e il mio corpo flessibile: e dire che tutte queste cose erano solo un sogno, per me, 30 anni fa". *Andreas Moritz, Minnesota, USA*

CAPITOLO 8

Le Domande Più Frequenti

Seguono le domande che vengono poste con maggior frequenza e le relative risposte di quanti per la prima volta si avvicinano all'argomento dei calcoli epatici, del lavaggio epatico e della salute del colon.

D. Potrebbe essere naturale o, addirittura, vantaggioso avere una certa quantità di calcoli nel fegato?
R. Certamente no. I dotti biliari hanno il compito di trasportare la bile dalle cellule epatiche verso il tratto intestinale, proprio come i condotti idrici forniscono l'acqua alle abitazioni e ai campi. Bloccare i dotti biliari significa anche ridurre l'apporto di ossigeno e sostanze nutritive alle cellule epatiche e ciò andrebbe a scapito dell'effettivo progetto definito per il nostro organismo: quindi avere i dotti biliari ostruiti non comporta alcun vantaggio. Dal momento che la bile trasporta anche le tossine fuori dal fegato, i dotti biliari congestionati impediscono lo svolgimento di questa funzione vitale danneggiando il fegato e causando un generale stato di tossicità nell'organismo.

D. Ho espulso calcoli per diversi giorni dopo l'irrigazione colonica a cui mi sono sottoposto dopo il mio ultimo lavaggio epatico e mi sono sentito molto stanco fino al momento in cui non sono stati rilasciati tutti. Come posso essere sicuro che i calcoli espulsi dal fegato hanno anche lasciato il mio corpo?
R. La maggior parte delle persone elimina tutti i calcoli rimanenti durante l'irrigazione colonica a cui ci si sottopone dopo il lavaggio epatico. Se continuate a provare un senso di spossatezza mentale, stanchezza o altri sintomi di tossicità all'interno del vostro corpo, utilizzate un depuratore intestinale come il succo di

179

Aloe Vera, l'olio di ricino, il colosan, ecc. e smettete di assumerlo non appena il malessere scompare. In alcuni casi, potrebbe essere necessario procedere a una seconda irrigazione colonica. Queste difficoltà, sebbene rare, si presentano solitamente in presenza di "colon spastico", una condizione cronica che caratterizza un segmento dell'intestino crasso e che inibisce la funzionalità intestinale.

D. Aspetto un bambino: posso sottopormi a un lavaggio epatico?

R. Sebbene il fegato non presenti effetti collaterali noti su madre e feto, per essere sicuri, è meglio posporre il lavaggio epatico almeno fino a sei settimane dopo il parto. In caso di gravidanze future, tuttavia, consiglio di liberarsi dei calcoli epatici prima del concepimento: questo garantisce un ottimo stato di salute tanto per la gestante quanto per il feto durante e dopo la gravidanza.

D. Non riesco a bere il succo di mele. Esiste un'alternativa?

R. L'acido malico contenuto nel succo di mele sembra essere dotate delle migliori proprietà per preparare il fegato e la colecisti a espellere i calcoli epatici in modo facile ed efficace. Cercate di bere il succo di mele molto lentamente e/o diluitelo con acqua. Se non riuscite proprio a berlo, potete sostituirlo con 1.500-2.000 mg di acido malico in polvere sciolto in due bicchieri di acqua. L'erba Gold Coin Grass costituisce un'altra ottima alternativa (per i dettagli fare riferimento al Capitolo 4).

D. Sarebbe meglio sottoporsi ai lavaggi epatici a intervalli di due settimane o suddividerli lungo un periodo di tempo più lungo, ovvero uno ogni due o tre mesi?

R. Spetta a voi decidere: dopo un lavaggio epatico ci vogliono circa due settimane prima che un numero sufficiente di calcoli epatici si sia spostato dalla parte posteriore del fegato verso i due dotti epatici che si diramano dal fegato affinché un altro lavaggio dia risultati. E' possibile sottoporsi al lavaggio epatico ogni due settimane fino a quando non verranno più espulsi calcoli, oppure far passare più tempo tra un lavaggio e l'altro. Se decidete di sottoporvi a un lavaggio epatico ogni due settimane, iniziate a bere il succo di mele due settimane dopo l'ultima purga principale. La maggior parte delle persone preferisce eseguire il lavaggio circa una volta al mese: in ogni caso, è importante liberarsi da *tutti* i calcoli, siano di grandi o piccole dimensioni. Bastano pochi minuscoli calcoli all'interno di uno dei dotti biliari più larghi per produrre i sintomi principali di malessere nell'organismo, quali indigestione, gonfiore, mal di testa, mal di schiena, ecc.

D. Devo evitare di sottopormi a un lavaggio epatico durante le mestruazioni?

R. Sebbene il lavaggio epatico sia efficace anche durante il periodo mestruale, è più opportuno e comodo che una donna si sottoponga al lavaggio epatico prima o dopo il ciclo. Inoltre, l'emorragia mestruale è già di per sé una forma di purificazione del corpo ed è meglio non effettuare due tipi di purificazioni organiche contemporaneamente.

D. E' veramente necessario sottoporsi a un'irrigazione colonica prima e dopo ogni lavaggio epatico?

R. Per ottenere risultati ottimali, il lavaggio epatico dovrebbe sempre essere preceduto e seguito da alcune forme di lavaggio del colon (vedere anche *Mantenete Pulito il Colon* nel Capitolo 5). Il metodo più veloce e affidabile per liberare il colon da congestioni e spasmi è l'irrigazione colonica: se il colonterapista vi comunica che il colon è pulito, potete saltare l'irrigazione colonica prima di sottoporvi al lavaggio epatico e, quindi, sostituirla con uno degli altri metodi indicati per la depurazione del colon. Tuttavia, continuate a sottoporvi a irrigazioni coloniche dopo ogni lavaggio epatico, idealmente entro tre giorni: in questo caso l'irrigazione elimina qualsiasi calcolo epatico rimasto intrappolato nel colon. L'esperienza dimostra che rimangono sempre indietro alcuni calcoli e ciò potrebbe diventare fonte di irritazione e infiammazione. Raccomando vivamente di non sottoporsi a un lavaggio epatico senza un'irrigazione colonica successiva.

D. Mi sono sottoposto a tre lavaggi epatici finora e ho eliminato complessivamente circa 900-1.000 calcoli di varie

dimensioni e colori. La maggior parte dei calcoli è stata espulsa durante il secondo e il terzo lavaggio. Quando inizierà a migliorare il mio fegato?

R. Le funzioni epatiche iniziano a migliorare nel momento in cui viene espulso il primo calcolo: i calcoli epatici, infatti, congestionano i dotti biliari e soffocano le cellule epatiche circostanti, di conseguenza rilasciare i calcoli attraverso il lavaggio epatico le aiuta a "respirare" nuovamente, a produrre più bile e a detossicare il sangue più efficacemente. Sebbene i dotti biliari più larghi siano ancora bloccati (i dotti biliari più piccoli vi fanno confluire i propri calcoli), alla fine anche questi verranno depurati (attraverso ripetuti lavaggi). Una volta che saranno stati rimossi tutti i calcoli, il fegato nel suo complesso sarà in grado di ripristinare appieno le proprie funzioni normali.

D. Quanto tempo deve passare dal completamento di una serie di, diciamo, 6-8 lavaggi epatici prima di ottenere il pieno beneficio?

R. Una volta che il fegato ha rilasciato l'ultimo calcolo epatico, le funzioni digestive miglioreranno notevolmente e ciò si rifletterà su ogni parte del corpo con l'opportunità di depurarsi e di riparare ai danni causati dall'accumulo di calcoli biliari nel fegato e nella colecisti. Qualsiasi reazione di depurazione possa risultare dalla rimozione dei calcoli deve essere intesa come un effetto collaterale positivo. Se contemporaneamente vengono eliminate anche altre cause di malattia (vedere *Alcune Semplici Linee Guida per Evitare la Formazione di Calcoli Epatici,* Capitolo 5), questa fase sarà ben presto sostituita da un nuovo senso di benessere e vitalità. Una volta che il fegato è pulito, impiega circa sei mesi prima che tutte le funzioni ritornino alla normalità: avere un fegato pulito è una delle migliori garanzie per una vita senza malattie.

D. Ho 76 anni e soffro di osteoporosi, problemi digestivi e molti altri disturbi. Alla mia età è possibile trarre ancora beneficio dal lavaggio epatico?

R. L'età non costituisce impedimento al benessere del corpo: fino a quando il fegato è vivo, il lavaggio epatico può aiutarvi a migliorare le sue funzioni e, quindi, ad aumentare l'apporto energetico e di sostanze nutritive alle cellule del corpo. L'aspetto negativo dell'invecchiamento è solo un progressivo stato di malnutrizione e di tossicità che possono essere contrastati con una serie di lavaggi epatici e con un miglior regime alimentare. Gli anziani rispondono molto bene al lavaggio epatico e mostrano segni di miglioramento a livello di energia, mobilità fisica, lucidità mentale, appetito, piacere sensoriale e un maggior consapevolezza. Oltre a migliorare le condizioni fisiche e mentali, essi spesso raccontano di essere *"tornati a vivere"*: nessun anziano dovrebbe morire a causa di una malattia debilitante. Se il lavaggio epatico dovesse essere introdotto come trattamento nelle strutture di ricovero per anziani, potrebbe contribuire a ripristinare lo stato di salute di queste persone, la loro dignità e la loro autosufficienza e, forse, perfino dare il via a una nuova fase attiva della loro vita.

D. Le ecografie hanno evidenziato che ho un fegato grasso. Il mio corpo è gonfio e io ho diversi noduli al seno e alla tiroide. Il mio livello di colesterolo nel sangue è molto alto e spesso vomito il cibo che ingerisco. Il lavaggio epatico potrebbe aiutarmi?

R. Non esiste una terapia medica al momento che riesca a rimuovere i depositi di grasso dal fegato, tuttavia potrà verificare insieme al suo medico la riduzione e perfino l'eliminazione di tutti i depositi di grasso nel fegato semplicemente depurando i dotti biliari epatici dai calcoli. Questi depositi possono essersi accumulati per molte ragioni, tra cui un elevato apporto proteico, zuccheri e bevande alcoliche, stress e mancanza di ore di sonno adeguate. Qualunque sia la causa di tale congestione del fegato, depurandolo ripetutamente, questo migliorerà gradualmente e si rigenererà nella misura possibile. Potrebbe fare un'altra ecografia (sebbene, di solito, non consigli le ecografie) dopo il sesto o l'ottavo lavaggio epatico e poi confrontarla con quella precedente: la differenza sarà come il nero e il bianco, perché depurando il fegato dai depositi di grasso spariranno anche i depositi simili in tante altre parti del corpo (ad esempio dal seno, dalla tiroide, dalle arterie, ecc.). Tutto ciò, ovviamente, dipende anche dalla dieta che deve sempre essere bilanciata, a basso contenuto proteico, preferibilmente vegetariana e abbinata a uno stile di vita salutare.

D. L'assunzione di sale inglese può avere effetti collaterali nocivi? Credo che mi causi dolore all'ano durante il lavaggio.

R. Il sale inglese (solfato di magnesio) si trova nelle regioni montane ed è contenuto nei sali marini, ma viene anche prodotto sinteticamente combinando minerali naturali. Fintanto che il fegato è congestionato, il sale inglese non ha alcun effetto collaterale dannoso. Il dolore all'ano deriva dalla presenza di forti tossine che vengono rilasciate durante il lavaggio e non dal sale inglese. Se il tratto gastro-intestinale fosse completamente pulito da sostanze di scarto tossiche, il magnesio contenuto nel sale inglese verrebbe semplicemente assorbito e non causerebbe ulteriori movimenti intestinali (il magnesio è un potente lassativo): non ci sarebbe irritazione e, quindi, nessun effetto collaterale come crampi, gas, alito cattivo, ecc. Queste forme di malessere sono solo il risultato del rilascio di tossine. Il sale inglese si altera a livello chimico quando passa attraverso l'intestino tenue: in altre parole, il sale inglese che raggiunge il colon non è più nella stessa forma originale di quando lo avete ingerito.

Se durante un lavaggio epatico efficace gli ultimi 8-10 movimenti intestinali al mattino e alla sera consistono soprattutto di acqua senza calcoli o segmenti di colesterolo bianco, si potrà dimezzare il dosaggio delle ultime due porzioni di sale inglese. Se siete assolutamente intolleranti o allergici al sale inglese, è necessario ricorrere a un purificatore naturale del colon che abbia un effetto rapido, come l'olio di ricino o il *Colosan*, una miscela di vari ossidi di magnesio che può essere acquistata dall'azienda americana *The Family Health News* (vedere *Elenco dei Fornitori*) o da distributori on-line. Lo svantaggio della maggior parte dei purificatori del colon è che, contrariamente al sale inglese, non aprono i dotti biliari per rilasciare i calcoli epatici nel tratto intestinale, una parte essenziale del lavaggio.

D. Qualsiasi olio di oliva è adatto al lavaggio epatico?

R. L'olio di oliva dovrebbe essere pressato a freddo e puro al 100%. Solitamente l'olio di oliva con etichetta "Olio Extra Vergine di Oliva" è il migliore, in ogni caso leggete bene l'etichetta: essa dovrebbe indicare che l'olio di oliva non è stato mescolato con oli di diversa origine. Sfortunatamente, in alcuni paesi, l'olio di oliva non è venduto come "extra vergine", ma contiene l'80% di olio di soia. Il vero olio di oliva ha un colore verdastro, quindi evitate quelli dal colorito dorato. L'olio di oliva organico ha un gusto migliore, ma se non siete sicuri della sua autenticità, testatelo con il test kinesiologico muscolare.[20]

D. Ho letto su Internet che i calcoli che le persone espellono durante il lavaggio epatico sono solo pezzi induriti di olio di oliva. È vero?

R. Alcune persone e istituzioni si sforzano di screditare gli effetti benefici del lavaggio epatico sostenendo che questi calcoli epatici sono, in realtà, costituiti da olio di oliva o sono la risposta del fegato all'ingestione improvvisa di una elevata quantità di olio. Queste persone hanno le loro ragioni che io non voglio approfondire. Ovviamente, però, non si sono mai sottoposte a un lavaggio epatico, altrimenti si renderebbero conto di che cosa sono fatti questi calcoli. Innanzitutto, l'olio di oliva non emana un tale odore di marcio come quello dei calcoli epatici. Secondariamente, l'olio di oliva non è in grado di solidificarsi in strutture così dure anche se fosse chimicamente alterato e manipolato in laboratorio. Questo, inoltre, è impossibile anche a causa del breve lasso di tempo a disposizione dell'olio di oliva per passare nel tratto gastro-intestinale e della completa mancanza di agenti di ispessimento. In terzo luogo, l'analisi della maggior parte dei calcoli epatici rilasciati rivela la presenza di tutti gli ingredienti di base che costituiscono il fluido biliare. La maggior parte di essi, infatti, consiste in strati e strati di bile vecchiardi colore verde scuro che non può accumularsi in una sola notte. Il resto dei calcoli è rappresentato, di solito, da calcoli epatici calcificati presenti nella colecisti. Quarto, la miscela di olio di oliva non passa attraverso il fegato come farebbe se fosse combinato a cibo, ma il fegato rilascia solo calcoli epatici e bile: d'altra parte, il fegato non è nemmeno una fabbrica di sapone. Quinto, una volta che il fegato e la colecisti sono perfettamente puliti non vengono più espulsi

---

[20] Esistono diversi libri e cassette che possono insegnarvi come applicare questa semplice procedura: il test kinesiologico muscolare può dirvi immediatamente se un cibo è adatto a voi o meno. Inoltre, potete trovare una descrizione dettagliata della procedura nel libro *Timeless Secrets of Health & Rejuvenation*.

185

calcoli: se questi calcoli fossero effettivamente costituiti da olio di oliva, essi si presenterebbero anche dopo l'apertura di tutti i dotti biliari. Tuttavia, non è questo il caso. Esistono migliaia di persone in tutto il mondo che hanno salvato la propria colecisti grazie a un lavaggio epatico; altri hanno riacquistato completamente la salute e si sono perfino salvati la vita grazie ai lavaggi. Coloro che promuovono tale falsa affermazione impediscono ai connazionali e a loro stessi di migliorare il proprio benessere.

D. Assumo integratori alimentari: posso continuare ad assumerli mentre mi sottopongo a un lavaggio epatico?

R. E' meglio evitare l'assunzione di integratori o farmaci durante il lavaggio a meno che non sia assolutamente necessario. Inoltre essi vengono sprecati in quanto sono espulsi con la bile e con il sale inglese. Per quanto riguarda i farmaci come ad esempio i sonniferi, questi hanno un effetto soppressivo che può rendere inefficace il lavaggio.

D. Mi sono sottoposto a otto lavaggi epatici fino ad ora e mi sento meravigliosamente. Quasi tutti i miei sintomi, comprese le ulcere allo stomaco, la sinusite e i mal di testa, sono spariti senza lasciare traccia. Complessivamente credo di aver espulso circa 2.500 calcoli. Tuttavia, quello che non capisco è perché con il primo lavaggio epatico non sono stati espulsi calcoli e con il secondo solo sei o sette di dimensioni ridotte. Durante il lavaggio successivo ne ho espulsi circa un centinaio, con mia grande sorpresa. Può spiegarmi perché non ho ottenuto lo stesso risultato con i primi due lavaggi?

R. Lei è una di quelle rare persone i cui dotti biliari principali nel fegato sono molto congestionati dalla presenza di calcoli epatici e impiegano tre lavaggi per ammorbidire le strutture indurite e scomporle. Non è vero che i primi due lavaggi non sono andati a buon fine; essi hanno avuto successo in quanto hanno svolto il lavoro di base e hanno preparato il terreno, mentre i lavaggi successivi hanno semplicemente rimosso ciò che era già stato preparato, grazie alla pazienza e alla costanza!

D. Durante un totale di cinque lavaggi epatici ho espulso oltre 1.200 calcoli. Il mio quinto lavaggio, tuttavia non ha prodotto più di 20 calcoli. Significa che il mio fegato ora è pulito?

R. Non necessariamente. Potrebbe essere che i cinque lavaggi abbiano rimosso con successo tutti i calcoli che erano trattenuti in una o due delle maggiori reti di dotti biliari, ma che la seconda possa essere ancora bloccata. Ulteriori lavaggi apriranno anche questa e lei potrebbe rilasciare più calcoli durante i lavaggi futuri di quanti ne abbia rilasciati con i precedenti.

D. Non è necessario reintegrare gli elettroliti e la flora intestinale dopo un lavaggio epatico?

R. Sebbene suoni ragionevole restituire al corpo ciò che ha perso durante il lavaggio, ho scoperto che è decisamente meglio lasciare che il corpo faccia da solo questo lavoro. In questo modo, il corpo è stimolato a prendersi cura delle proprie esigenze piuttosto che forzarlo utilizzando sempre "supporti" esterni. Inoltre, è molto più semplice ripristinare gli elettroliti e i batteri innocui quando il tratto intestinale è pulito: infatti, l'equilibrio viene solitamente ripristinato in meno di 24 ore.

D. Quale ruolo hanno i calcoli epatici nelle malattie infantili? Lei ha menzionato il diabete, ma cosa dire di situazioni come la leucemia, l'artrite reumatoide giovanile, ecc.? E' possibile che un bambino possa aver sviluppato abbastanza calcoli epatici in giovanissima età da far insorgere gravi malattie?

R. E' diventato sempre più ovvio che i calcoli epatici si possono formare nei bambini tanto facilmente quanto negli adulti. Infatti, l'età non rappresenta assolutamente un fattore di rischio per i calcoli epatici: indipendentemente dal fatto un bambino o un adulto beva regolarmente bibite light, mangi hamburger o si nutra di cibi a basso contenuto di grassi, entrambi svilupperanno calcoli epatici causati da tali scelte alimentari. Molti bambini sono letteralmente avvelenati da ciò che mangiano o bevono, compresi i popolari "sani" cereali per la colazione.[21] Non deve sorprendere che così tanti bambini, oggi abbiano già accumulato centinaia, a volte migliaia, di calcoli epatici nel fegato: più ne raccolgono, più facilmente essi soffriranno di malattie gravi come quelle menzionate. Ho sviluppato calcoli epatici prima dell'età di sei anni e ho iniziato a soffrire di malattie debilitanti dall'età di otto semplicemente consumando cibi ricchi di proteine animali.

D. Quanto impiega un calcolo epatico della grandezza media di un pisello a formarsi all'interno del fegato? È possibile che si formino tanto in fretta quanto è possibile espellerli?

R. Dipende da quanti calcoli epatici sono già stati accumulati, quali cibi e bevande vengono consumati, lo stato emotivo e lo stile di vita. Le bevande alcoliche, il caffè e altre sostanze stimolati e diuretiche, come lo zucchero e la carne, possono quasi immediatamente causare un ispessimento della bile e, quindi, formare i calcoli. Alcuni calcoli possono raggiungere la dimensione di un pisello nell'arco di alcune settimane.

D. Ho molti nei sulle braccia e sugli avambracci, alcuni dei quali si sono sviluppati durante l'ultimo anno: questo è indice della presenza di calcoli epatici come le macchie epatiche sul dorso delle mani o le macchie scure sull'area delle tempie? I nei e lo scolorimento della pelle spariscono quando vengono eliminati i calcoli dal fegato?

R. La maggior parte delle macchie cutanee compare in diretta relazione con la presenza di calcoli epatici esistenti o appena sviluppati all'interno dei dotti biliari del fegato e della colecisti. Molte tendono a schiarirsi e a scomparire una volta che il fegato e la colecisti sono stati completamente puliti o, in alcuni casi, dopo il rilascio della maggior parte dei calcoli epatici. Un'altra causa della formazione di nei, lentiggini e macchie epatiche è la mancanza di selenio ionico (vedere *Minerali Ionici*, Capitolo 5).

---

[21] Per saperne di più sulla straordinaria ricerca scientifica condotta sui cereali per la colazione, fare riferimento al testo *The Key to Health e Rejuvenation*.

D. A quante irrigazioni coloniche deve sottoporsi una persona per purificarsi?

R. Il numero di trattamenti del colon richiesti varia a seconda dell'individuo e della sua condizione prevalente, della dieta e dello stile di vita. In alcuni casi, i prodotti di scarto sono induriti e fissati alla parete del colon e potrebbero quindi richiedere fino a sette irrigazioni coloniche per ammorbidire e allentare sufficientemente il materiale fecale accumulato. Alcuni soggetti potrebbero non vedere risultati soddisfacenti per i primi trattamenti: questo è il motivo per cui si suggerisce una serie di almeno tre trattamenti, uno alla settimana, a chiunque non si sia mai sottoposto a un lavaggio del colon. Ma è anche importante monitorare lo stato di salute del colon ascoltando i segnali di dolore e di irrigidimento che possono presentarsi nella zona del collo, delle spalle, della schiena, nell'area pelvica o delle braccia. Questi dolori vi indicheranno che è il momento di sottoporvi nuovamente a un lavaggio del colon. Inoltre, potete verificare la presenza di congestione colonica con le mani cercando le aree dolenti in corrispondenza del colon stesso.

D. L'irrigazione colonica ha effetti collaterali?

R. Non si riportano effetti collaterali. Tuttavia, è possibile che alcuni soggetti presentino sintomi simili a quelli di un raffreddore o un mal di testa dopo l'irrigazione: le tossine rimaste latenti nel colon ora vengono eliminate e una piccola quantità potrebbe essere riassorbita dall'organismo. Tale crisi curativa, di solito, passa velocemente e l'individuo proverà una sensazione di maggior benessere con ulteriori trattamenti.

D. L'irrigazione colonica può danneggiare la normale flora intestinale?

R. La normale flora intestinale consiste di batteri innocui che non verranno disturbati. La prima metà del colon si occupa della generazione e del raccoglimento della flora intestinale necessaria per espletare le funzioni del colon in maniera equilibrata. Quando il cibo non viene digerito correttamente le feci tendono ad attaccarsi all'interno dell'intestino: gli strati di incrostazione fecale inibiscono la produzione di flora intestinale da parte della parete

interna dell'intestino da cui risulta una mancanza di lubrificazione
che intensifica la congestione e genera tossiemia. Questa, a sua
volta, altera il normale equilibrio alcalino-acido (pH) e impedisce
ulteriormente la crescita di batteri innocui. Di conseguenza questo
scompenso invita i batteri distruttivi ad accorrere verso l'intestino
(i batteri distruttivi contribuiscono a scomporre i prodotti di scarto,
ma producono forti tossine). Il lavaggio del colon aiuta a
ripristinare il valore normale del pH nell'intestino creando un
ambiente favorevole in cui i batteri innocui potranno nuovamente
prosperare e i batteri patogenici avranno difficoltà di svilupparsi.

NOTE CONCLUSIVE

La purificazione del fegato non è un metodo inventato di recente: tutte le culture e le civilizzazioni antiche conoscevano molto bene la necessità di mantenere il fegato pulito. Esistono numerosissime formule utili per il lavaggio epatico che sono state tramandate di generazione in generazione grazie all'educazione ancestrale o da guaritori tradizionali e, sebbene gli esatti meccanismi di queste procedure di lavaggio testate nel tempo non fossero così ben conosciute allora come lo sono, forse, al giorno d'oggi (attraverso i metodi della comprensione e dell'investigazione scientifica), essi non sono meno validi ed efficaci a livello scientifico di qualsiasi nuova terapia comprovata. La scienza medica ha accettato il fatto che esistano numerosi metodi di guarigione utili che hanno avuto ottimi risultati su milioni di persone di tutte le età e ciò può fare la differenza nella cura delle malattie più minacciose che affliggono le società moderne.

Ogni casa e apparecchio richiede una certa manutenzione o riparazione di tanto in tanto, altrimenti perde il vero scopo per cui è stato progettato e lo stesso principio vale anche per il fegato: non esistono altri organi nel corpo, oltre al cervello, così complessi e dotati di così tante funzioni vitali come il fegato. Ci laviamo i denti e la pelle ogni giorno perché sappiamo che l'esposizione a cibo, aria e sostanze chimiche tende a lasciare residui che possono farci sentire sporchi e a disagio, ma non molte persone sanno che alcuni principi di lavaggio si applicano anche agli organi interni del nostro corpo: i polmoni, la cute, gli intestini, i reni e il fegato vengono quotidianamente a contatto con una quantità elevatissima di materiali di scarto prodotti internamente che rappresentano un sottoprodotto necessario della respirazione, della digestione e del metabolismo.

In circostanze normali, il corpo è in grado di affrontare adeguatamente l'accumulo giornaliero dei prodotti di scarto eliminandoli in modo sicuro dall'organismo: queste circostanze cosiddette normali comprendono il consumo di cibi organici e nutritivi, la vita in un ambiente privo di inquinamento, la pratica di molto movimento fisico o esercizio, e uno stile di vita felice ed equilibrato. Tuttavia, quanti di noi possono dichiarare di vivere una vita appagante? Cosa accade quando il nostro regime alimentare, il nostro stile di vita e l'ambiente non sono più abbastanza equilibrati da adattarsi alle richieste del corpo in termini di energia, nutrizione e circolazione scorrevole? Uno degli organi che maggiormente soffre del sovraccarico di sostanze chimiche tossiche, della scarsa qualità del cibo e della mancanza di attività è sicuramente il fegato, di conseguenza è estremamente importante, per quanti tengono al proprio stato di salute, assicurarsi che il fegato sia sempre pulito, non si indebolisca e rimanga libero da qualsiasi ostruzione.

Il lavaggio del fegato non è una procedura che qualcun altro può fare per voi, anzi è metodo individuale che richiede un profondo senso di auto-responsabilità e di fiducia nel buon senso naturale e innato dell'organismo: sentirete il desiderio di purificare il fegato quando, dentro di voi, sarete profondamente sicuri che questo è davvero qualcosa di cui avete bisogno. Se non avete questa sensazione, probabilmente, è meglio che, per il momento, accantoniate questo libro e attendiate: al momento giusto, avvertirete l'impulso o il desiderio ben chiaro di migliorare la funzionalità del vostro fegato.

Sebbene il lavaggio epatico non rappresenti una cura per le malattie, esso pone le basi per una guarigione generale dell'organismo: infatti, sono veramente poche le malattie che non vengono sostanzialmente limitate migliorando l'attività epatica. Per comprendere il grande significato del lavaggio epatico è necessario sperimentare personalmente come ci si stente ad avere un fegato libero da due calcoli epatici grandi come un pugno. Per molte persone, il lavaggio epatico è stata un'esperienza "incredibile": ragione sufficiente per condividerla con coloro che intendono contribuire alla propria salute.

NOTIZIE SULL'AUTORE

Andreas Moritz è una persona dotata di intuito per la medicina e un praticante di Ayurveda, Iridologia, Shiatsu e Medicina Vibrazionale. Nato nel sud-est della Germania nel 1954, sin da bambino Andreas viene afflitto da diverse gravi malattie che lo costringono a rivedere il proprio regime alimentare, i metodi nutrizionali e i diversi metodi di guarigione naturale già in giovane età.

All'età di vent'anni, Andreas completa la sua formazione nel campo dell'Iridologia (la scienza diagnostica dell'interpretazione degli occhi) e della Dietetica, mentre un anno più tardi consegue l'abilitazione di maestro di meditazione. Nel 1981, inizia a studiare la Medicina Ayurvedica in India e nel 1991completa la sua formazione come praticante abilitato di Ayurveda in Nuova Zelanda. Non soddisfatto di curare semplicemente i sintomi di una malattia, Andreas dedica tutta la sua vita a comprenderne e curarne le cause principali: con questo approccio ha uno straordinario successo trattando casi di malattie terminali per cui i metodi convenzionali di guarigione avevano già dato esito negativo. Dal 1988, pratica l'arte giapponese dello Shiatsu che gli ha offerto una comprensione approfondita dell'energia del corpo e ha dedicato otto anni di ricerca attiva alla consapevolezza e al suo importante ruolo nel campo della medicina mente/corpo.

Andreas Moritz è anche l'autore dei libri *The Amazing Liver & Gallbladder Flush, Timeless Secrets of Health and Rejuvenation, Lifting the Veil of Duality, Cancer is Not a Disease, It's Time to Come Alive, Heart Disease No More, Simple Steps to Total Health, Diabetes – No More, e Ending the AIDS Myth.* Durante i suoi lunghi viaggi nel mondo incontra capi di stato e membri dei governi in Europa, Asia e Africa e tiene conferenze sul tema della salute, della medicina mente/corpo e della spiritualità. Il suo popolare workshop dal titolo *Your Health Is In Your Hands* (n.d.t., "La Tua Salute è Nelle Tue Mani") aiuta le persone ad assumersi la responsabilità del proprio stato di salute e del proprio benessere. Nel 1998 si stabilisce definitivamente negli Stati Uniti e viene coinvolto nello sviluppo di un nuovo, innovativo sistema di guarigione e ringiovanimento, l'*Ener-Qi Art*, una serie di delicati

193

dipinti a olio codificati a raggi in grado di ripristinare istantaneamente il flusso di energia vitale (Qi) negli organi e negli apparati del corpo e di restituire equilibrio agli ecosistemi disturbati sul pianeta.

ELENCO DEI FORNITORI

Minerali Ionici Idrosolubili:

ENIVA Corporation
P.O. Box 49755
Minneapolis, MN 55449,
USA
Numero Verde: 1-866-999-9191
Tel: 1-763-398-0005
Fax: 1-763-795-8890
Sito Web: http://www.eniva.com

Nota bene: Per ordinare qualsiasi prodotto Eniva è necessario avere uno sponsor e il suo ID. Potete utilizzare il nome e l'ID dell'autore: Andreas Moritz, #13462

Per Acquistare Sale Marino Non Raffinato:

Redmond Minerals, Inc.
P.O. Box 219Redmond, Ut 84652
Numero Verde: 1-800-367-7258
Tel: 1-435-529-7402
Fax: 1-435-529-7486
E-mail: mail@redmondminerals.com
Sito Web: http://www.realsalt.com/

The Grain and Salt Society
273 Fairway Drive
Ashville, NC 28805
Numero Verde: 1-800-TOP-SALT (1-800-867-7258)
Fax: 1-828-299-1640
e-mail: topsalt@aol.com
Sito Web: http://www.celtic-seasalt.com

Prodotti Alternativi per il Lavaggio Epatico:

Gold Coin Grass
Genziana Cinese e Bupleurum

Prime Health Products
15 Belfield Road, Unit C
Toronto, Ontario, Canada M9W
Tel: 1-416-248-2930 **o** 1-416-248-0415
e-mail: jchang@sensiblehealth.com
Fax: 1-416-248-0415 **o** 1-416-233-5347
Sito Web: http://www.sensiblehealth.com

Polvere di Acido Malico, Generi Alimentari

Presque Isle Wine Cellars
94440 W Main Rd
North East, PA 16428
Tel: 1-814-725-1314
Sito Web: http://www.piwine.com

Colosan
The Family Health News
9845 N.E 2nd Avenue
Miami Shores, FL 33138
Tel: 1-800-284-6263
        1-305-759-9500
Sito Web: http://www.familyhealthnews.com

Acqua di Prill

Global Light Network
Sito Web: http://www.Global-Light-Network.com

Kit per il Lavaggio del Colon con Tavola di Colema

Colema Boards of California, Inc
3660 Main St SuiteC
Cottonwood, CA 96022, U.S.A.
Tel (800) 745-2446
http://www.colema.com/

Home and Professional Colon Hydrotherapy Equipment
http://www.homecolonics.com/
http://thecolonet.com

Erbe per il Lavaggio Epatico

The Present Moment
Books & Herbs
3546 Grand Avenue
Minneapolis, MN. 55409 U.S.A.
Mail Order: 800-378-3245
            612-824-3157
Fax : 612-824-2031
herbshop@presentmoment.com http://www.presentmoment.com

Consultazioni telefoniche e Cantico sacro (per una guarigione emozionale) con Andreas Moritz
(in English)

For a Personal Telephone Consultation or Sacred Santemony with Andreas Moritz, please:

1. Call or send an email with your name, phone number, address, digital picture (if you have one) of your face and any other relevant information to:

E-mail: andmor@ener-chi.com

Telephone: 1 (864) 895-6285 (USA)

2. Set up an appointment for the length of time you choose to spend with him. A comprehensive consultation lasts two hours or more. Shorter consultations deal with all the questions you may have and any information that is relevant to your specific health issue(s). A Sacred Santemony session takes half an hour.

For current fees please visit the consultation page at:
http://www.ener-chi.com

To order Books, Ener-chi Art pictures and Ionized Stones please contact:

Ener-Chi Wellness Center, LLC

Web Site: http://www.ener-chi.com
Toll free: 1(866) 258-4006 - calls from within the USA only

Lightning Source UK Ltd.
Milton Keynes UK
UKHW010852100921
390347UK00001B/108